T0254916

Best of Pflege

Mit „Best of Pflege" zeichnet Springer die besten Masterarbeiten und Dissertationen aus dem Bereich Pflege aus. Inhalte aus den etablierten Bereichen der Pflegewissenschaft, Pflegepädagogik, Pflegemanagement oder aus neuen Studienfeldern wie Health Care oder Ambient Assisted Living finden hier eine geeignete Plattform. Die mit Bestnote ausgezeichneten Arbeiten wurden durch Gutachter empfohlen und behandeln aktuelle Themen rund um den Bereich Pflege. Die Reihe wendet sich an Praktiker und Wissenschaftler gleichermaßen und soll insbesondere auch Nachwuchswissenschaftlern Orientierung geben.

Weitere Bände in der Reihe http://www.springer.com/series/13848

Christine Naumann

Wohnumfeldverbesserungen für Menschen mit Demenz

Bauliche Maßnahmen unter Berücksichtigung komplexer Gesundheitsprobleme

Mit einem Geleitwort von Prof. Dr. Ulrike Höhmann

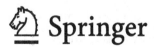 Springer

Christine Naumann
Detmold, Deutschland

ISSN 2569-8605   ISSN 2569-8621   (electronic)
Best of Pflege
ISBN 978-3-658-24753-9   ISBN 978-3-658-24754-6   (eBook)
https://doi.org/10.1007/978-3-658-24754-6

Die Deutsche Nationalbibliothek verzeichnet diese Publikation in der Deutschen National-
bibliografie; detaillierte bibliografische Daten sind im Internet über http://dnb.d-nb.de abrufbar.

Springer ist ein Imprint der eingetragenen Gesellschaft Springer Fachmedien Wiesbaden GmbH
und ist ein Teil von Springer Nature
Die Anschrift der Gesellschaft ist: Abraham-Lincoln-Str. 46, 65189 Wiesbaden, Germany

Geleitwort

Innovative Entscheidungshilfe: Bedarfsgerechte Wohnumfeldanpassung für Personen mit Demenz

Die meisten Menschen möchten auch bei Gebrechlichkeit möglichst lange in ihrer vertrauten Umgebung leben. Bauliche und einrichtungsbezogene Gegebenheiten erschweren dies oft. Nicht zuletzt aufgrund der Erwartung, Kosten für eine stationäre Unterbringung zu senken, werden vermehrt Bemühungen sichtbar, abnehmende Eigenkompetenzen von Personen durch die räumlich-dingliche Gestaltung ihrer Häuslichkeit zu kompensieren, um ihnen langfristig ein möglichst selbstständiges Leben in der eigenen Wohnung zu ermöglichen. Beratungsangebote bieten dazu Wohnberatungsstellen, Verbraucherberatungen, Pflegestützpunkte, Wohnbaugesellschaften, etc. an. Auch die Pflegeversicherung eröffnet mit dem § 40 SGB XI die Möglichkeit – oft im Kontext einer (präventiven) Begutachtung von Pflegebedürftigkeit –, Interventionen zur Verbesserung des individuellen Wohnumfeldes zu empfehlen und zu bezuschussen.

Bislang liegt das Hauptaugenmerk bei Beratungen vorrangig auf Baumaßnahmen, die körperliche Einschränkungen kompensieren sollen. Diese werden oft rezeptartig empfohlen, wie z.b. die „Beseitigung von Barrieren", oder „ Förderung der Orientierung" und verfangen beim Hinzukommen kognitiver Einschränkungen kaum. Denn solche Regelmaßnahmen berücksichtigen weder die Kontexte, wie z.B. die gelebte Erfahrung der Person, ihre subjektiven Orientierungspunkte, Bewegungsvorlieben im Raum, noch ihre Zusatzerkrankungen (z.B. Linsentrübung), ihre kognitiven Kompetenzlevels oder die räumlich-dingliche Ausstattung (viel oder wenig Fensterfläche, Raumgröße, Einrichtung, etc.) – also solche Faktoren, die in dysfunktionaler Wechselwirkung zu Regelvorschlägen stehen können. Zu oft greifen deshalb die bisher empfohlenen baulichen Maßnahmen zu kurz, bzw. ins Leere, berücksichtigen sie doch die Voraussetzungen ihres Handlings oder die des „Um- und Neulernens" zu wenig, sind zu über- oder unterfordernd oder schlicht am Problem vorbei konzipiert.

So herrscht bei der Identifikation passgenauer Maßnahmen für Personen mit kognitiven Einschränkungen oder Demenz große Unsicherheit mit erheblichem Informations- und Forschungsbedarf. Vor diesem Hintergrund verwundert nicht, dass seitens der Pflegeversicherung bislang kaum Maßnahmen explizit für diese Personengruppe empfohlen werden. Die Gründe dafür mögen unterschiedlich sein, gleichwohl fehlt den BeraterInnen bislang ein systematisch aufbereitetes Handwerkszeug zur Ermittlung und Empfehlung passgenauer Maßnahmen. Zwar werden singuläre Einzellösungen, vor allem elektronische Kontroll- und Überwachungstechnologien beschrieben, eine Kontextualisierung zur gesamten Wohnsituation und eine Orientierung an Fähigkeiten und Bedarfen der Person sind jedoch nicht erkennbar.

Sie legt – unter Zusammenführung aktueller Forschungsergebnisse – einen neuartigen Grundstein zur Entwicklung eines wissenschaftlich fundierten Maßnahmenkatalogs, der BeraterInnen eine systematische Problemidentifikation und Maßnahmenempfehlung vor dem Hintergrund der individuellen Situation der Personen mit Demenz erleichtert. Orientiert an der ICF und mit Bezug zu Inhalten des Neuen Pflegebedürftigkeitsbegriffs, verknüpft der vorliegende Katalog die individuelle demenzspezifische Problemlage der Person mit differenzierten Unterstützungsoptionen. Systematisch werden entscheidungsrelevante Kontextbedingungen durchdekliniert: personale, soziale, räumlich-dingliche, technische, rechtliche, finanzielle. Im Zusammenhang mit dem aktuellen Wissensstand zu Architektur und Gestaltung (Farbe und Kontrast, Mensch und Maß, Ergonomie) können BeraterInnen die verschiedenen möglichen Maßnahmen nun ermitteln, ihre Vorschläge zielgerichteter einbringen, ihre Praktikabilitätseinschätzungen und Empfehlungen auf fachlicher Basis begründen und mit den Betroffenen aushandeln. Diese fachliche Stütze verringert nicht zuletzt die Gefahr, dass wohnumfeldverbessernde Maßnahmen am täglichen Bedarf und den Alltagsroutinen der Betroffenen vorbei konzipiert werden. In dieser Logik fordert Frau Naumann eine kritische Überarbeitung des bestehenden Leistungskatalogs der Pflegekassen und dessen Ergänzung um Maßnahmen für Menschen mit Demenz, plant aber auch eigene Weiterentwicklungen, die Aktualität, Praktikabilität und Nutzerfreundlichkeit für BeraterInnen erhöhen und so dauerhaft einen sinnvolleren Mitteleinsatz der Pflegeversicherung ermöglichen können.

Auch wenn der im Text gewählte Begriff „Maßnahmenkatalog" auf den ersten Blick eine eher statische oder rezeptartige Verwendung nahelegt, so werden die AnwenderInnen gleichwohl immer angeleitet, für jede Person die individuell ermittelten Kontexte zusammenzuführen, mit den Betroffenen differenziert auszuhandeln und erst auf dieser Basis Empfehlungen begründet auszusprechen. Diese inhärente „Interaktionsorientierung" mit Nutzern, ebenso wie die Zusammenführung einer breiten wissenschaftlichen Fundierung über Aspekte der Architektur, Pflegewissenschaft und ökologischen Psychologie hinweg, ist zentraler Qualifikationsbaustein des multiprofessionellen Masterstudiengangs „Versorgung von Menschen mit Demenz", den Frau Naumann so erfolgreich abgeschlossen hat. Sie konkretisiert mit dieser Arbeit in hervorragender Weise das Kernziel des Studiengangs: nämlich auf wissenschaftlich hohem Niveau, eine Verschränkung relevanter Wissensbestandteile patientennah und patientenfern arbeitender Berufsgruppen für innovative Praxislösungen komplexer Versorgungsprobleme nutzbar zu machen.

Prof. Dr. Ulrike Höhmann
Lehrstuhl für multiprofessionelle Versorgung chronisch kranker Menschen
Studiengangsleitung
Private Universität Witten/Herdecke

Inhalt

Abbildungsverzeichnis

Tabellenverzeichnis

Abstract Deutsch

Ausgangssituation und Zielsetzung: In Anbetracht der Beeinträchtigungen, die mit einer Demenz einhergehen, können wohnumfeldverbessernde Maßnahmen die selbständige Lebensführung unterstützen. Vorhandenes Informationsmaterial zu Wohnungsanpassung für Menschen mit Demenz ist jedoch nicht systematisch aufbereitet und berücksichtigt nicht die individuellen personen- und umweltbezogenen Einflussfaktoren. Vor diesem Hintergrund wurden in dieser Arbeit wesentliche Strukturelemente für einen Maßnahmenkatalog entwickelt, der die Beratenden darin unterstützt, eine möglichst optimale Lösung für die betroffene Person mit Demenz zu finden.

Methode: Die Gliederung des Katalogs wurde in Anlehnung an den neuen Begriff der Pflegebedürftigkeit entwickelt. Unter Zugrundelegung der Internationalen Klassifikation der Funktionsfähigkeit, Behinderung und Gesundheit (ICF) und der DIN 276-1 Kosten im Bauwesen wurden die individuellen Rahmenbedingungen, die bei einer Maßnahme berücksichtigt werden müssen systematisiert.

Ergebnis: Die Anwendung des Maßnahmenkatalogs kann die Passung einer wohnumfeldverbessernden Maßnahme optimieren, indem die Bedarfe, Ressourcen und Beeinträchtigungen der Person aber auch die Rahmenbedingungen der konkreten baulichen, ausstattungsbezogenen und sozialen Umwelt berücksichtigt werden. Anhand exemplarischer Seiten werden wesentliche Bestandteile des Maßnahmenkatalogs illustriert.

Diskussion: Der Leistungsinhalt der Pflegekassen zu wohnumfeldverbessernden Maßnahmen sollte in Bezug auf demenzgerechte Maßnahmen kritisch geprüft und um evidenzbasierte Maßnahmen erweitert werden. Die Entwicklung des Core-Sets *„Demenz-Wohnungsanpassung"*, auf dessen Grundlage die Kodierung personen- und umweltbezogener Rahmenbedingungen in diesem Katalog erfolgte, ermöglicht die Präzisierung der Outcome-Kriterien für Interventionen in der häuslichen Umgebung.

Schlüsselwörter

Wohnungsanpassung, Demenz, bauliche Umgebung, personen- und umweltbezogene Faktoren, ICF, Häuslichkeit

Abstract Englisch

Initial situation and goal: In view of the impairments associated with dementia, home environmental interventions can support independent living. However, existing information on possible adjustments for people with dementia is not systematically prepared and does not take into account the individual personal and environmental factors. Against this background, important structural elements for a catalog of measures have been developed in this work, which supports the consultants in finding the best possible solution for the affected person with dementia.

Method: The structure of the catalog was developed according to the reorientation of term *„ in need of care "*. On the basis of the International Classification of Functioning, Disability and Health (ICF) and DIN 276-1 Building Costs, the individual conditions, which must be taken into account for the specific home modification has been systematized.

Result: The usage of the presented catalog can improve the fit of home environmental interventions by taking into account the needs, resources and impairments of the person as well as the conditions of the concrete structural, equipment-related and social environment. On the basis of exemplary pages, essential elements of the catalog are illustrated.

Discussion: With regard to the proposed home modifications the current coverage catalogue of the care insurance should be critically examined and extended to include evidence-based measures. The development of the core set *„dementia and home modifications "*, which serves as a systematic basis to code the personal and environmental factors, also allows to specify the outcome criteria for interventions in the home environment.

Keywords

Home modification, dementia, built environment, personal and environmental factors, ICF, aging in place

Einleitung

Die Zahl der Menschen mit Demenz in Deutschland nimmt stetig zu. Die Mehrheit wohnt in der eigenen häuslichen Umgebung und möchte dies auch im Falle einer Pflegebedürftigkeit beibehalten. Bei einem Großteil der Betroffenen treten jedoch im Verlauf der Demenz Schwierigkeiten in der selbständigen Lebensführung auf. Kognitive, körperliche und emotionale Beeinträchtigungen erschweren die Aktivitäten des täglichen Lebens und können langfristig dazu führen, dass eine häusliche Versorgungssituation nicht mehr aufrechterhalten werden kann.

Wohnumfeldverbessernde Maßnahmen[1] sind ein wichtiger Beitrag zur Stabilisierung der häuslichen Pflege (Rothgang, Kalwitzki, Müller, Runte, & Unger, 2015). Indem die individuelle Wohnumgebung an die verbliebenen Kompetenzen der Menschen mit Demenz angepasst wird, kann die selbständige Lebensführung unterstützt und die Pflege erleichtert werden. Die zu ergreifenden Maßnahmen müssen um dies zu erreichen am speziellen Bedarf der Person mit Demenz ausgerichtet sein. Dafür ist es unerlässlich, das Gesundheitsproblem einer Person im Zusammenhang mit den individuellen Lebensbedingungen und Kontextfaktoren zu berücksichtigen.

Es gibt bisher kein Informationsmaterial, welches die demenzspezifischen Problemlagen und die Kontextbedingungen im Zusammenhang mit Wohnumfeldverbesserung erfasst. Obwohl eine Vielzahl an möglichen Maßnahmen in Broschüren, Katalogen und Webseiten unterschiedlicher Güte veröffentlicht wird, ist die Kenntnis über demenzspezifische Maßnahmen sowohl auf Seiten der betroffenen Personen mit Demenz und deren Angehörigen als auch in den Beratungsagenturen nicht sehr verbreitet und wird in der Praxis nicht ausreichend umgesetzt.

Aus diesem Grund verfolgt die vorliegende Arbeit das Ziel, die Struktur eines Maßnahmenkatalogs für bedarfsgerechte Wohnungsanpassung für Menschen mit Demenz zu entwickeln. Der Katalog soll die Beratungssituation erleichtern, indem das Wissen um demenzspezifische Problemlagen erweitert wird und bauliche Maßnahmen zur Begegnung der jeweiligen Problemlage vorgeschlagen werden. Zudem soll die Passung einer Maßnahme optimiert werden, indem die individuellen Voraussetzungen auf Seite der Person und Umwelt erfasst werden. Der Katalog soll eine praxisrelevante Hilfe-

---

[1] Wohnumfeldverbessernde Maßnahmen meinen in dieser Arbeit Anpassungen des individuellen Wohnumfelds einer pflegebedürftigen Person nach § 40 SGB XI. Die Begriffe *„Wohnungsanpassung"*, *„Wohnumfeldverbesserung"*, *„bauliche Maßnahmen"*, *„Veränderungen der baulichen/räumlichen Umgebung"* werden hier synonym verwendet und beziehen sich auf Maßnahmen nach § 40 SGB XI.

© Springer Fachmedien Wiesbaden GmbH, ein Teil von Springer Nature 2019
C. Naumann, *Wohnumfeldverbesserungen für Menschen mit Demenz*,
Best of Pflege, https://doi.org/10.1007/978-3-658-24754-6_1

stellung für WohnberaterInnen und GutachterInnen sein, um die Empfehlung von wohnumfeldverbessernden Maßnahmen zu erleichtern.

AUFBAU DER VORLIEGENDEN ARBEIT

Das erste Kapitel, **Ausgangssituation und Erkenntnisinteresse**, beleuchtet die häusliche Wohnsituation des überwiegenden Anteils der Menschen mit Demenz. Typischerweise sehen sich Menschen mit Demenz im Krankheitsverlauf mit zunehmenden Einschränkungen in den Aktivitäten des täglichen Alltags konfrontiert, und dies in einer Wohnumgebung, welche zum überwiegenden Teil im Falle einer Pflegebedürftigkeit bedarfsgerecht gestaltet ist. Obwohl sich nur wenige Forschungen auf das häusliche Umfeld von Menschen mit Demenz konzentrieren, zeigt der Stand der Forschung, dass wohnumfeldverbessernde Maßnahmen eine Person mit Demenz in der selbständigen Lebensführung unterstützen kann. Um dies zu erreichen, müssen die Maßnahmen jedoch bedarfsgerecht sein. Die Berücksichtigung der individuellen Kontextfaktoren bestimmt die Passung einer Maßnahme.

Die **Problemstellung** zeigt auf, dass weder demenzspezifische Problemlagen noch Kontextbedingungen in den Maßnahmenkatalogen erfasst sind. Die Leistungskataloge des MDS/GKV-Spitzenverbandes, in denen Vorschläge für mögliche Maßnahmen unterbreitet werden, berücksichtigen kaum demenzspezifische Besonderheiten. Zudem ist ein Großteil vorhandener Informationsmaterialien zu demenzgerechter Wohnungsanpassung nicht systematisch aufbereitet.

Zielsetzung dieser Arbeit ist die Entwicklung einer Struktur eines Maßnahmenkatalogs für wohnumfeldverbessernde Maßnahmen für Menschen mit Demenz zur Unterstützung der Beratungssituation. Die **Zielgruppe** sind WohnberaterInnen und BegutachterInnen, welche wohnumfeldverbessernde Maßnahmen im Rahmen der Beratung bzw. Begutachtung zur Feststellung der Pflegebedürftigkeit empfehlen.

Das Kapitel **Theoretische Grundlagen** (2) beginnt mit zwei Theorien der Umweltpsychologie. Das durch Lawton entwickelte Modell des „competence-press" erläutert den Wirkungszusammenhang von individueller Kompetenz und Umweltanforderung. Zudem wird anhand des Modells der Entstehung von Behinderung der Einfluss der Personen- und umweltbezogenen Faktoren auf ein Gesundheitsproblem beschrieben. Das zweite Pflegestärkungsgesetz und der darin geprägt neue Begriff der Pflegebedürftigkeit bildet die Ausgangslage für die Entwicklung des Katalogs. Weiterhin werden wohnumfeldverbessernde Maßnahmen im § 40 des Elften Sozialgesetzbuchs definiert. Die Entwicklung des Katalogs greift auf zwei theoretische Vorarbeiten zurück: eine Literaturübersicht und das Analyseinstrument. Zuletzt werden die Internationale Klassifikation der Funktionsfähigkeit, Behinderung und Gesundheit (ICF) und die DIN 276-1 (Kosten im Bauwesens) als Grundlage für die systematische Erfassung der Kontextbedingungen vorgestellt.

Im dritten Kapitel wird die **methodische Vorgehensweise** bei der Ermittlung relevanter Strukturelemente für den Katalog vorgestellt. Hier wird die Vorgehensweise bei der Entwicklung einer Gliederung, der Klassifikations- und Notationssystematik und die Festlegung des Inhalts für die Maßnahmenseiten beschrieben. Zudem werden die Entwicklung einer anwendungsfall-orientierten Liste relevanter Kontextfaktoren und das methodische Vorgehen bei der Kodierung der Maßnahmen erläutert.

Die **Ergebnisdarstellung** gliedert sich in zwei Abschnitte. Der Ergebnisteil (4) präsentiert Struktur, Inhalte und den schematischen Aufbau der Maßnahmenseiten des Katalogs. Im fünften Kapitel werden die enthaltenen Themen und der Umgang mit den Inhalten anhand **exemplarischer Seiten** aller drei Katalogteile erläutert.

In der **Diskussion** (6) wird die Entwurfsfassung des Katalogs kritisch reflektiert und Potentiale des Katalogs erörtert. Ein wesentlicher Schwerpunkt liegt auf dem Umgang mit den Kontextfaktoren. Zuletzt werden Vorschläge für eine alternative Aufbereitung des Katalogs gemacht und die methodische Vorgehensweise bei der Entwicklung des Katalogs diskutiert.

Abschließend werden die zentralen Erkenntnisse der Arbeit in der **Zusammenfassung** (7) präsentiert.

1 Ausgangssituation und Erkenntnisinteresse

1.1 Ausgangssituation

Demografische Entwicklungen der vergangenen Jahrzehnte führen zu einer stetigen Überalterung der Bevölkerung in Deutschland. Die steigende Lebenserwartung aufgrund der sich verbessernden medizinischen Versorgung und der Rückgang der Geburtenzahlen führen dazu, dass die Zahl der alten und hochaltrigen Menschen zunimmt. Laut Bevölkerungsvorausberechnung des Statistischen Bundesamts steigt der Anteil der 65-jährigen und älteren Menschen von 20% (2013) über 28% (2030) auf 33% (2060). Insbesondere der Anteil der hochaltrigen Menschen (über 80-Jährige) erhöht sich von derzeit 5% auf 8% (2030) und etwa 13% im Jahre 2060 (Pötzsch & Rößger, 2015) (siehe Abb. 1).

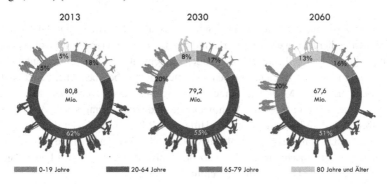

Abb. 1 Prognostizierte Bevölkerungsentwicklung in Deutschland. Eigene Abbildung nach (Pötzsch & Rößger, 2015)

Mit steigender Lebenserwartung erhöht sich die Wahrscheinlichkeit des Auftretens altersassoziierter Erkrankungen wie beispielsweise einer Demenz. Ab dem 60. Lebensjahr verdoppelt sich die Wahrscheinlichkeit an einer Demenz zu erkranken alle 5-6 Jahre. Im Alter von 60-64 Jahren liegt die Wahrscheinlichkeit einer Demenz bei 1%, bei über 95-Jährigen steigt sie auf 35-55% (Ziegler & Doblhammer, 2009). Kombiniert man die beiden Prozesse *„Alterung der Gesellschaft"* und *„Zunahme des individuellen Krankheitsrisikos"* wird deutlich, dass mit einem Anstieg der Demenzerkrankungen zu rechnen ist. Aktuell leben in Deutschland 1,5 Millionen Menschen mit Demenz. Die Deutsche Alzheimer Gesellschaft prognostiziert für das Jahr 2050 einen Anstieg auf bis zu 3 Millionen Menschen mit Demenz (Bickel, 2014) (siehe Abb. 2).

© Springer Fachmedien Wiesbaden GmbH, ein Teil von Springer Nature 2019
C. Naumann, *Wohnumfeldverbesserungen für Menschen mit Demenz*,
Best of Pflege, https://doi.org/10.1007/978-3-658-24754-6_2

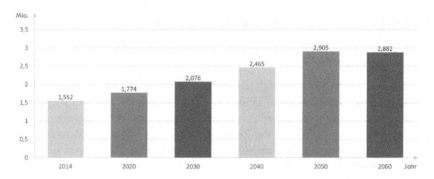

Abb. 2 Prognostizierte Anzahl der Menschen mit Demenz (in Mio.) in der Altersgruppe der 65-Jährigen und Älteren in Deutschland, 2014-60. Eigene Abbildung nach (Deutsche Alzheimer Gesellschaft, 2014)

Die Demenz ist ein Syndrom, welches mit dem Verlust kognitiver und körperlicher Funktionen einhergeht, wobei die Verlaufsformen und resultierenden Funktionsbeeinträchtigungen individuell sehr unterschiedlich ausgeprägt sind. Die Einschränkungen, die sich aufgrund einer Demenz ergeben, betreffen viele Lebensbereiche. Funktionelle Einschränkungen der Mobilität, Sprache, Gedächtnis, Urteilsvermögen aber auch kognitive Beeinträchtigungen der Wahrnehmung und Orientierung sowie Ängste und herausforderndes Verhalten erhöhen die Hilfs- und Pflegebedürftigkeit der Menschen mit Demenz. Der progressive Krankheitsverlauf führt bei den meisten Betroffenen dazu, dass sie mit fortschreitender Demenz die Aktivitäten des täglichen Lebens nicht mehr ohne personelle Unterstützung durchführen können.

Gesamtgesellschaftliche Trends, wie der zunehmende Anteil erwerbstätiger Frauen und der berufsbedingten räumlichen Mobilität der Familien sowie die daraus resultierende geografische Distanz der Angehörigen führen zu sinkenden Hilfepotentialen durch Pflegende Angehörige (*Siebter Bericht zur Lage der älteren Generation in der Bundesrepublik Deutschland. Sorge und Mitverantwortung in der Kommune - Aufbau und Sicherung zukunftsfähiger Gemeinschaften*, 2016). Weiterhin steigt die Anzahl der alleinlebenden Menschen mit Demenz (Deutsche Alzheimer Gesellschaft, 2011). Menschen mit Demenz haben jedoch einen erhöhten Unterstützungsbedarf in den Aktivitäten des täglichen Lebens (DAK-Gesundheit, 2015) (Schneekloth & Wahl, 2005). Insbesondere bei fehlender Unterstützung durch informell Pflegende stehen viele Menschen mit Demenz durch die zunehmende Abhängigkeit von personellen Hilfen vor der Schwierigkeit der Aufrechterhaltung der Versorgungssituation in der eigenen häuslichen Umgebung.

Dennoch ist es sowohl national als auch international politische Zielsetzung, das *„Alt Werden zu Hause"* zu ermöglichen und die ambulante Versorgung der stationären vorzuziehen (*Siebter Bericht zur Lage der älteren Generation in der Bundesrepublik Deutschland. Sorge und Mitverantwortung in der Kommune - Aufbau und Sicherung zukunftsfähiger Gemeinschaften*, 2016, S.228) als auch der Wunsch der meisten älteren Menschen möglichst lange in der eigenen Häuslichkeit zu verbleiben (Gitlin, 2003). Darüber hinaus erweist sich bei der Betrachtung ökonomischer Auswirkungen auf gesamtgesellschaftlicher und individueller Ebene die häusliche Versorgung meist als kostengünstiger als eine institutionelle Versorgung (van der Roest u. a., 2007).

Vor diesem Hintergrund ist die Stärkung der selbständigen Lebensführung bei Menschen mit Demenz zur Stabilisierung der häuslichen Versorgungssituation, z.B. durch Anpassung der Wohnung, umso notwendiger. Eine bedarfsgerechte bauliche Umgebung – abgestimmt auf die individuellen Beeinträchtigungen – kann Menschen mit Beeinträchtigung in ihrer Selbständigkeit unterstützen. Der Pflegereport der Barmer GEK betont, dass die Inanspruchnahme von Leistungen durch Pflegedienste bei Bewohnern altengerechter Wohnungen niedriger ist als bei Bewohnern in nicht altengerechten Wohnungen (Rothgang u. a., 2015). Dies lässt vermuten, dass eine bedarfsgerechte Wohnumgebung kompensatorisch für formelle Pflege sein kann.

Die folgenden Kapitel geben einen Überblick über die Wohnsituation der älteren Bevölkerung und die Bedeutung der baulichen Umgebung für Menschen mit Demenz. Daraufhin wird der Stand der Forschung zu wohnumfeldverbessernden Maßnahmen erläutert und die Problemstellung und Zielsetzung dieser Arbeit beschrieben.

1.2 Wohnsituation der älteren Menschen in Deutschland

Die häufigste Wohnform der älteren Menschen in Deutschland ist das Wohnen in einer Eigentums- oder Mietwohnung, denn der überwiegende Anteil der älteren Bevölkerung (93% der Menschen über 65 Jahre und zwei Drittel der über 90-Jährigen) lebt selbständig in der häuslichen Umgebung (*Siebter Bericht zur Lage der älteren Generation in der Bundesrepublik Deutschland. Sorge und Mitverantwortung in der Kommune - Aufbau und Sicherung zukunftsfähiger Gemeinschaften*, 2016). Dies zeigt sich auch in der statistischen Zusammensetzung der Bewohnerschaft der Haushalte. Von den insgesamt rund 39 Millionen Haushalten in der Bundesrepublik leben in über 30% der Haushalte Senioren. Fast 25% der Haushalte werden ausschließlich von Senioren bewohnt (siehe Abb. 3).

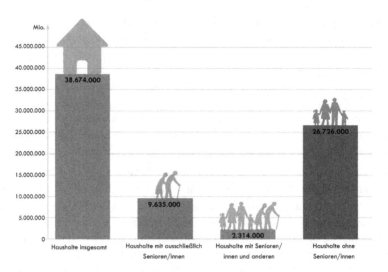

Abb. 3 Anteil der Haushalte mit und ohne Senioren in Deutschland. Eigene Darstellung nach (Statistisches Bundesamt, 2016)

In der Regel leben ältere Menschen im Vergleich zur Gesamtbevölkerung eher in Gebäuden älteren Baujahres (*Siebter Bericht zur Lage der älteren Generation in der Bundesrepublik Deutschland. Sorge und Mitverantwortung in der Kommune - Aufbau und Sicherung zukunftsfähiger Gemeinschaften*, 2016). Heinze et al. haben in ihrer Untersuchung zum *„Wohnen im Alter"* festgestellt, dass annähernd 40% der älteren Generation in Wohnungen der 50er und 60er Jahre leben und weitere 30% in Wohngebäuden, die nach 1970 erbaut wurden. Dies ist insofern relevant, als dass das Baujahr eines Gebäudes zur Beurteilung der Altersgerechtigkeit herangezogen werden kann und insbesondere die beiden genannten Gebäudetypen in baulicher Hinsicht vielfach nicht den Bedarfen im Falle einer Hilfs- oder Pflegebedürftigkeit entsprechen (Heinze, Naegele, & Hilbert, 2006). Da barrierefreies Bauen bis in die 90er Jahre im privaten Wohnungsbau nur bedingt verbreitet war, weisen ein Großteil der älteren Gebäudetypen Barrieren beim Zugang zur und innerhalb der Wohnung auf. Zudem sind die Grundflächen der Zimmer in der Regel vergleichsweise gering und die Bewegungsflächen entsprechen weder dem heutigen Standard noch sind sie im Falle einer Nutzung von Mobilitätshilfsmitteln ausreichend ausgebildet.

Die Bedeutung des Wohnens auf individueller Ebene geht vielfach weit über die Funktion der Altersgerechtigkeit hinaus (H.-W. Wahl & Oswald, 2005a). Die subjektive Bedeutung der Wohnung als Lebensmittelpunkt intensiviert sich mit zunehmendem Alter. Dies liegt unter anderem am sich im Alter verkleinernden Aktionsradius der Menschen. Insbesondere bei gesundheitlichen Beeinträchtigungen und Beeinträchtigungen der Selbstmanagementkompetenz ist die häusliche Umgebung für die Bewohner von besonderer Relevanz (H.-W. Wahl & Oswald, 2005b). Die emotionale Bedeutung der gewohnten Häuslichkeit ist mit Aspekten wie Vertrautheit, Sicherheit und Erinnerung verknüpft (Saup, 1992) (H. W. Wahl, 2002). Die Umzugsbereitschaft ist im höheren Lebensalter meist sehr gering (H. W. Wahl, 2002). Dies begründet sich u.a. in der Angst vor der Belastung durch einen Umzug und einem hohen Grad der Ortsverbundenheit zum Lebensort aufgrund von oft jahrzehntelanger Wohndauer. Weiterhin kann das soziale und räumliche Wohnumfeld Defizite kompensieren, die aus Beeinträchtigungen resultieren (Saup, 1992). Für viele ältere Menschen hat die eigene Wohnumgebung eine hohe identitätsstiftende Bedeutung (H.-W. Wahl & Oswald, 2005a). Insbesondere bei langer Wohndauer ist sie Zeitzeuge der biografischen Entwicklung und wird durch Ausstattung und Gegenstände zum Abbild der Persönlichkeit. Menschen mit Demenz können aus ihrer gewohnten Umgebung Unterstützung zur Konstituierung des eigenen Selbst erfahren (Verhaest, 2014).

1.3 Demenzgerechte Wohnumgebung

1.3.1 Bedeutung der baulichen Umgebung für Menschen mit Demenz

Bei einer Demenz treten neben den typischen altersbedingten Einschränkungen wie beispielsweise Beeinträchtigungen der Mobilität, Gelenkbeweglichkeit und Muskelkraft sowie Einschränkungen des Seh- und Hörvermögens gewöhnlich eine Reihe kognitiver und nicht-kognitiver Symptome und Verhaltensauffälligkeiten auf. Dies führt vielfach zu sinkender Alltagskompetenz und einer Verschlechterung der Selbständigkeit der Menschen mit Demenz. Mit zunehmender Schwere der Demenz steigen die Einschränkungen in den basalen und instrumentellen Aktivitäten des täglichen Lebens. Der Gesamtwert der ADL- und IADL-Einschränkungen lag laut einer deutschen Querschnittstudie bei Menschen mit leichter Demenz bei 24,2 und stieg bei mittelschwerem Demenzgrad auf 34,3 bis zu 43,7 bei schwerer Demenz. Die daraus resultierende erhöhte Versorgungsbedürftigkeit führt zu einem steigenden Bedarf an Pflege und Beaufsichtigung. Die zunehmende Einschränkung der selbständigen Lebensführung erschwert die Pflege und die damit verbundene erhöhte Belastung der Pflegenden Angehörigen kann zu einer verfrühten Institutionalisierung führen (Schneekloth & Wahl, 2005). Dennoch leben 75% der Menschen mit Demenz in Deutschland in der gewohnten häuslichen Umgebung (Verhaest, 2014).

Mit steigendem Alter tendieren Menschen dazu, Anforderungen aus ihrer Umwelt durch personenseitige Anpassung zu kompensieren, indem beispielsweise bestimmte

Verhaltensweisen geändert werden (H. W. Wahl, 2002). Menschen mit Demenz sind dazu aufgrund ihres verringerten Kompetenzniveaus nur begrenzt fähig und stellen daher erhöhte Anforderungen an die Gestaltung der Umgebung (F. Oswald, 2002). Mit fortschreitender Demenz werden die Betroffenen mit zunehmend stärker ausgeprägten Anforderungen aus der Wohnumgebung konfrontiert (J. Van Hoof & Kort, 2009).

Das häusliche Wohnumfeld kann eine Ressource darstellen, indem es in einer Art und Weise gestaltet ist, dass es die dort lebenden Personen in den Aktivitäten des täglichen Lebens unterstützt und ihnen ein Gefühl von Sicherheit und Kompetenz vermittelt. Eine optimal auf die Kompetenzen der Nutzer abgestimmte Umgebung kann auch therapeutische Funktionen erfüllen, indem z.b. verbliebene Kompetenzen aktiviert und Selbständigkeit sowie Wohlbefinden gefördert werden (Gärtner, 2016).

1.3.2 Wohnumfeldverbessernde Maßnahmen in Deutschland

ES BESTEHT BEDARF AN NUTZERGERECHTEM WOHNRAUM

Im Alter und bei nachlassenden körperlichen und geistigen Kompetenzen können als vorher unproblematisch gewertete Umweltbedingungen zum Hindernis werden (H.-W. Wahl & Oswald, 2005a). Derzeit leben 95% der 65-jährigen und älteren Menschen in Bestandswohnungen, von denen viele im Fall einer Hilfs- oder Pflegebedürftigkeit nicht bedarfsgerecht gestaltet sind (BMFSFJ Bundesministerium für Familie, Senioren, Frauen und Jugend & BMGSS Bundesministerium für Gesundheit und Soziale Sicherung, 2005). Dies belegen beispielsweise regionale Untersuchungen im Landkreis Göttingen welche zeigen, dass 26% der Eigentümer und 46% der Mieter einen Bedarf nach Wohnumfeldverbesserungsmaßnahmen äußern (Balderhaar, Busche, Lemke, & Reyhn, 2006).

NUR EIN GERINGER ANTEIL DER PFLEGEBEDÜRFTIGEN IN DEUTSCHLAND ERHÄLT ZUSCHÜSSE ZU WOHNUMFELDVERBESSERNDEN MAßNAHMEN NACH §40 SGB XI

Menschen mit einem festgestellten Pflegegrad haben im Bedarfsfall Anspruch auf die Bezuschussung wohnumfeldverbessernder Maßnahmen durch die Pflegekasse. Der Pflegereport der Barmer GEK weist darauf hin, dass in den Jahren 2012-2014 rund 66.000 pflegebedürftige Menschen Zuschüsse zu wohnumfeldverbessernden Leistungen in Anspruch genommen haben (Rothgang u. a., 2015). Rechnet man diese Zahl auf die Gesamtzahl der pflegebedürftigen Personen in Deutschland hoch zeigt sich, dass trotz des Leistungsanspruchs und der Beratungspflicht der Pflegekassen der Anteil der Anspruchsberechtigten, die Zuschüsse zu Anpassungsmaßnahmen im Wohnumfeld in Anspruch nehmen mit nur etwa 3,5% sehr gering ist.

1.3.3 Demenzgerechte Wohnungsanpassung

Bei wohnumfeldverbessernden Maßnahmen wird die bauliche Umgebung den individuellen Kompetenzen der Menschen mit Demenz angepasst, um sowohl die betroffene Person in den Aktivitäten des alltäglichen Lebens als auch die Pflegenden Angehörigen zu unterstützen (van Hoof, Kort, van Waarde, & Blom, 2010). Typischerweise sind die Verlaufsformen einer Demenz individuell sehr unterschiedlich und die daraus resultierenden Bedarfe der Menschen mit Demenz divergieren in ihren Ausprägungen (Riesner, 2010). Bei der Auswahl wohnumfeldverbessernder Maßnahmen müssen daher die individuellen demenzspezifischen Bedarfe und die jeweiligen Kontextfaktoren berücksichtigt werden, um ressourcenerhaltende und ressourcenfördernde Interventionen zu planen und umzusetzen (Soilemezi, Drahota, Crossland, & Stores, 2017) (Richter, Roberto, & Bottenberg, 1995) (Redfern, Norman, Briggs, & Askham, 2002).

NUR WENIGE STUDIEN FOKUSSIEREN DAS HÄUSLICHE WOHNUMFELD

Forschungen zur häuslichen Wohnsituation von Menschen mit Demenz rücken in den letzten Jahren vermehrt in den Fokus der Betrachtung, sind jedoch ein stark vernachlässigtes Forschungsgebiet (van Hoof, Kort, Duijnstee, Rutten, & Hensen, 2010) (Gitlin, 2003). Vielfach liegen die Schwerpunkte der Studien auf der Untersuchung der Versorgungssituation, den Kosten einer Demenz und der Situation der Pflegenden Angehörigen. Studien zu wohnumfeldverbessernden Maßnahmen sind nur vereinzelt vorhanden. Einer der Gründe für die Vernachlässigung des häuslichen Settings liegt sicher im erschwerten Zugang. Weiterhin beschränkt das häusliche Umfeld die Anzahl der Probanden, bei Studien z.B. in einer Pflegeeinrichtung kann auf eine Vielzahl an Probanden zurückgegriffen werden. Zudem ist die häusliche Umgebung individuell unterschiedlich gestaltet und durch komplexe Rahmenbedingungen geprägt. Es fehlen Instrumente, um die komplexen Rahmenbedingungen standardisiert zu erfassen. Aufgrund der hohen Komplexität des Settings können bei baulichen Maßnahmen festgestellte Veränderungen nur bedingt kausal auf die getätigte Intervention zurückgeführt werden. Außerdem sind bauliche Maßnahmen meist mit einem nicht unerheblichen Zeitfaktor verbunden, sodass Effekte über den Zeitverlauf verzerrt werden können. Viele Menschen mit Demenz können nur in begrenztem Maße verlässliche Aussagen über einen lange zurückliegenden Zeitraum tätigen. Neben ethischen Herausforderungen bei der Untersuchung von nicht einwilligungsfähigen Personen erklärt dies, dass in den meisten vorhandenen Untersuchungen der Erfolg einer wohnumfeldverbessernden Maßnahme retrospektiv durch die Pflegenden Angehörigen bewertet wurde.

UNTERSTÜTZENDE UMGEBUNGSGESTALTUNG HAT EINEN POSITIVEN EINFLUSS AUF MENSCHEN MIT DEMENZ

Aufgrund ihrer Einschränkungen empfinden Menschen mit Demenz ihre Umwelt als zunehmend komplexer und verwirrend. Sie stellen somit erhöhte Anforderungen an eine angemessene und unterstützende Umwelt, welche ihnen optimale Performance ermöglicht und verminderte Funktionalität kompensieren kann (Soilemezi u. a., 2017). Studien zur Abhängigkeit von Menschen mit Demenz von ihrer baulichen Umwelt belegen, dass bei mangelhafter Mensch-Umwelt-Passung vermehrt problematische Verhaltensweisen und Verwirrtheitszustände auftreten (J. Van Hoof & Kort, 2009). Unpassende Umgebungen können zudem Angstzustände, Schlafstörungen, Störungen des sozialen Miteinanders und depressive Stimmung hervorrufen.

Der positive Einfluss einer unterstützenden baulichen Umgebungsgestaltung ist hinreichend belegt (H.-W. Wahl, Fange, Oswald, Gitlin, & Iwarsson, 2009). Eine kompensatorisch wirksame Umgebung verbessert den Grad und die Qualität der Aktivitäten des täglichen Lebens und kann bewahrende, stimulierende und unterstützende Funktionen erfüllen. Dies fördert das Wohlbefinden und mildert den Verlust von Kontrolle und Autonomie ab. Eine demenzgerechte Gestaltung der Wohnumwelt kann Verwirrung und Agitation reduzieren und Orientierung und soziale Interaktion fördern (van Hoof & Kort, 2006). Durch individuelle Unterstützungsmaßnahmen kann die Alltagkompetenz der Menschen mit Demenz gefördert werden (BMFSFJ Bundesministerium für Familie, Senioren, Frauen und Jugend, 2002).

WOHNUMFELDVERBESSERNDE MAßNAHMEN MÜSSEN AN DEN INDIVIDUELLEN KOMPETENZEN UND BEDARFEN DER MENSCHEN MIT DEMENZ AUSGERICHTET SEIN

Bei gesundheitlichen Einschränkungen verstärkt sich die Abhängigkeit der Betroffenen von den Ressourcen und Begrenzungen ihrer Umweltbedingungen (H.-W. Wahl & Oswald, 2005b). Menschen mit Demenz haben aufgrund des Kompetenzverlusts im Krankheitsverlauf zunehmend Schwierigkeiten bei der Verarbeitung von Umweltinformationen und der Durchführung der Aktivitäten des täglichen Lebens (Gitlin & Winter, 2003). Die individuellen (verbliebenen) Kompetenzen einer Person mit Demenz geben die Rahmenbedingungen für Wohnumfeldverbesserung vor. Die druckausübenden Anforderungen der Umgebung werden in möglichst optimaler Weise an die vorhandenen Kompetenzen angepasst (Schneekloth & Wahl, 2005), um die Leistungsfähigkeit einer Person auch bei gleichbleibend niedrigem Kompetenzgrad zu unterstützen (Hwang, Cummings, Sixsmith, & Sixsmith, 2011).

Bei der Wahl der passenden Maßnahme müssen die besonderen Bedarfe der Betroffenen unter Beachtung der sich verändernden Krankheitssituation berücksichtigt werden (Kuratorium Deutsche Altershilfe, 2012) (Soilemezi u. a., 2017). Es gilt, die individuellen Bedarfe während des gesamten Prozesses der Maßnahmenplanung und Implementierung fortwährend zu überprüfen, da sich die Bedarfe aufgrund des fortschreitenden Krankheitsverlaufes verändern können und womöglich Anpassungen nötig sind (Olsen, Ehrenkrantz, & Hutchings, 1996). Struckmeyer et al. stellen in einem Scoping review fest, dass die richtige Identifikation der individuellen Bedarfe der Menschen mit Demenz und deren Pflegenden Angehörigen von hoher Relevanz für den Erfolg einer wohnumfeldverbessernden Maßnahme ist (Struckmeyer & Pickens, 2016).

WOHNUMFELDVERBESSERNDE MAßNAHMEN STEHEN IM KONTEXT KOMPLEXER RAHMENBEDINGUNGEN

Die häusliche Umgebung zeichnet sich durch ein hohes Maß an individuellen Ausprägungen aus und ist in Bezug auf die vorhandenen Rahmenbedingungen ein komplexes Setting.

Beispielsweise wird die Frage nach der *„richtigen"* Farbe für eine Raumgestaltung für Menschen mit Demenz häufig gestellt. Die grundlegende Annahme dahinter ist nachvollziehbar: Farbe beeinflusst die Empfindungen. Abgesehen von der Tatsache, dass die emotionale Reaktion auf Farbgebung sehr individuell ist und mit Vorlieben, Erfahrungen und Assoziationen in Zusammenhang steht, gibt es keine *„richtige Farbe"* für Menschen mit Demenz. Die Wirkung jeder Farbe hängt in hohem Maße von den Umgebungsfaktoren und personenbezogenen Faktoren ab:

- Zunächst setzt sich eine blaue Farbe aus den drei Faktoren Farbton, Sättigung und Helligkeit zusammen, sodass es tausende unterschiedliche blaue Farbtöne gibt.
- Weiterhin unterscheiden sich die Oberflächen, auf die eine Farbe aufgebracht wird, in ihrer Struktur. Dies beeinflusst den Reflexionsgrad einer Oberfläche und die Farbwiedergabe desselben Farbtons ändert sich je nach Oberflächenbeschaffenheit.
- Zudem verändert die Belichtung die Wahrnehmung einer Farbe. Je nach Lichtmenge, die auf die Farbe trifft, erscheint diese heller oder dunkler. Die Lichtqualität des Lichtes, ob Tages- oder Kunstlicht ergibt unterschiedliche Farbwiedergabequalitäten. So können beispielsweise die Natriumdampfleuchten, welche in vielen Städten nachts die Straßen beleuchten, nur gelbes Licht emittieren und verändern massiv die Farbwiedergabe (nachts sind alle Autos grau!).
- Zuletzt können auch intraindividuelle Faktoren wie eine Gelbtrübung der Linse die Farbwahrnehmung verändern, sodass ein Blauton grünlich erscheint.

Dieses einfache Bespiel zeigt die Komplexität der Umgebungsvariablen, welche die Wirkung einer Intervention beeinflussen können. Viele der Rahmenbedingungen sind nicht statisch und verändern sich beispielsweise im Tagesverlauf (Lichtsituation) und häufig stehen Person- und Umweltmerkmale in direktem Wirkungszusammenhang (H.-W. Wahl & Oswald, 2005a).

Im Wesentlichen können die komplexen Kontextfaktoren in der häuslichen Umgebung in zwei Bereiche gegliedert werden: Personen- und umweltbezogene Faktoren. Dabei können die Rahmenbedingungen beider Bereiche jeweils sowohl fördernde als auch hemmende Auswirkungen haben.

Die Auswirkung einer externen Umgebung ist bedingt durch personenbezogene Faktoren interindividuell unterschiedlich und wird hauptsächlich durch die Reizwahrnehmung und Reizverarbeitung der Person bestimmt. Verschiedene Faktoren wie persönliche Erfahrung, vorliegende Einschränkungen der Sinneswahrnehmung aber auch kognitive Veränderungen beeinflussen diesen Verarbeitungsprozess und variieren das Ergebnis der Reizinterpretation.

Die umweltbezogenen Faktoren beschränken sich nicht nur auf die räumlich-dingliche Umwelt sondern umfassen auch technische, rechtliche und soziale Aspekte (H.-W. Wahl & Oswald, 2005a). Die gebaute Umgebung setzt sich aus verschiedenen architektonischen Elementen zusammen. Hier seien exemplarisch Wand, Decke, Boden, Raumgröße und Grundrissstruktur genannt. Die räumliche Atmosphäre ist u.a. optisch, thermisch, akustisch, haptisch und olfaktorisch durch die Sinne des Menschen wahrnehmbar und beeinflusst die „gelebte Erfahrung" als eine subjektive Wahrnehmungskomponente. Zudem gehören Technologie und Ausstattungselemente wie z.B. Möblierung zu den räumlichen Komponenten der Umwelt. Einen weiteren Aspekt der umweltseitigen Rahmenbedingungen bilden rechtliche, soziale und gesellschaftliche Faktoren.

1.4 Problemstellung

In den folgenden Kapiteln werden die Rahmenbedingungen erläutert vor deren Hintergrund der vorliegende Maßnahmenkatalog für demenzgerechte Wohnungsanpassung entwickelt wird. Besondere Beachtung finden Aspekte der Gesetzgebung, Informationsdefizite und die Qualität vorhandenen Informationsmaterials. Zudem wird die Relevanz der Berücksichtigung individueller Rahmenbedingungen beschrieben. Aus den beschriebenen Herausforderungen werden die Fragestellungen und die Zielsetzung der vorliegenden Arbeit abgeleitet.

DIE GESETZLICH FESTGELEGTE BERATUNGSPFLICHT SIEHT VOR, DASS MAßNAHMEN INDIVIDUELL UND BEDÜRFNISGERECHT AUSZURICHTEN SIND

Nach § 7 SGB XI besteht eine Beratungspflicht von Seiten der Pflegekassen gegenüber pflegebedürften Personen hinsichtlich der Leistungen der Pflegekassen, darunter auch die Bezuschussung von Maßnahmen der Wohnumfeldverbesserung (§ 7 SGB XI Aufklärung, Auskunft. Sozialgesetzbuch (SGB) Elftes Buch (XI), 2017). Im Rahmen der Pflegeberatung soll ein individueller Versorgungsplan erstellt werden, der im Bedarfsfall auch eine Beratung über mögliche Maßnahmen enthält (§ 7a SGB XI Pflegeberatung. Sozialgesetzbuch (SGB) Elftes Buch (XI), 2017).

Der GKV-Spitzenverband und die Verbände der Pflegekassen auf Bundesebene legen in einem gemeinsamen Rundschreiben zu den leistungsrechtlichen Vorschriften des PflegeVG zu § 40 SGB XI fest, dass *„bei der Beratung über die in Frage kommenden Maßnahmen [...] die Zielsetzung im Vordergrund (steht), den Wohnraum so anzupassen, dass er den individuellen Bedürfnissen des Pflegebedürftigen gerecht wird."* (GKV-Spitzenverband & Verbände der Pflegekassen auf Bundesebene, 2016. S.185)

Bisher gibt es jedoch keine bundesweiten Standards für die Durchführung von Pflegeberatungen, diese werden frühestens im Juli 2018 vorliegen. Die fehlende Normierung der Beratung und die mangelnde Informationsgrundlage zu möglichen Maßnahmen bei Demenz erschweren die individuelle und bedürfnisgerechte Beratung.

TROTZ VORHANDENER BERATUNGSANGEBOTE KOMMEN DIE INFORMATIONEN NICHT BEI DEN BETROFFENEN AN

In weiten Teilen Deutschlands sind Beratungsangebote der Pflegekassen, Kreise und Kommunen sowie durch Pflegedienste vorhanden, die Anspruchsberechtigte u.a. über die Möglichkeit wohnumfeldverbessernder Maßnahmen beraten sollen. Auch der Medizinische Dienst der Krankenkassen (MDK) soll im Rahmen der Begutachtung zur Feststellung der Pflegebedürftigkeit bei Bedarf Maßnahmen zur Wohnumfeldverbesserung empfehlen. Trotzdem stellt Brylok *„erhebliche Informationsdefizite bei den Betroffenen fest"* (Brylok, 2016, S.61). Rothgang et al. haben im Pflegereport 2015 der Barmer

GEK festgestellt, dass nur rund die Hälfte der Befragten Personen von offizieller Seite, beispielsweise durch die Pflegekasse, den MDK, einen Pflegestützpunkt oder Pflegedienst auf die Möglichkeit einer Beantragung wohnumfeldverbessernder Maßnahmen hingewiesen wurden (siehe Abb. 4). Sie weisen darauf hin, dass *„erkennbares Optimierungspotential"* in Hinblick auf eine *„strukturierte Information der Anspruchsberechtigten"* besteht (Rothgang u. a., 2015. S.180).

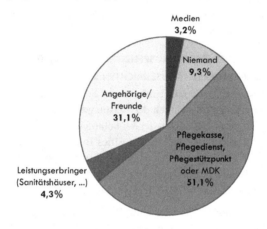

Abb. 4 Verteilung der Empfehlungen nach Institution/Personengruppe für eine Antragstellung auf wohnumfeldverbessernde Maßnahmen. Eigene Darstellung nach (Rothgang u. a., 2015. S.179)

DIE LEISTUNGSKATALOGE DES MDS/GKV-SPITZENVERBANDES BERÜCKSICHTIGEN KAUM DEMENZSPEZIFISCHE BESONDERHEITEN

Der MDS und der GKV-Spitzenverband stellen einen Katalog möglicher Maßnahmen als Orientierungsrahmen für die *„individuelle Beratung über in Frage kommende Maßnahmen"* im Verfahren der Feststellung von Pflegebedürftigkeit zur Verfügung (Medizinischer Dienst des Spitzenverbandes Bund der Krankenkassen e.V. (MDS) & GKV-Spitzenverband, 2017. S.257). Die enthaltenen Maßnahmen orientieren sich im Wesentlichen an den Bedarfen von Menschen mit Mobilitätseinschränkungen und Beeinträchtigungen der Sehfähigkeit. Bauliche Anpassungen des Wohnbereichs, die explizit demenzspezifische Bedarfe adressieren finden nur einmal Berücksichtigung (*Einbau von Sicherungstüren zur Vermeidung einer Selbst- bzw. Fremdgefährdung bei desorientierten Personen*) (ebd. S.261). Die Einschränkungen, die sich durch eine Demenz ergeben, können jedoch in besonderen Anforderungen an die bedarfsgerechte Umgebungsgestaltung resultieren, die weit über die Herstellung eines gewissen Maßes an Barrierefreiheit hinausgehen. Hierzu fehlen praxisnahe Hinweise.

EIN GROßTEIL VERHANDENER MAßNAHMENKATALOGE IST NICHT SYSTEMATISCH AUFBEREITET

Die Vielzahl möglicher baulicher Interventionen für Menschen mit Demenz spiegelt sich in einer noch größeren Vielzahl an Best-Practise-Beispielen, Einzelfallstudien und anderen Daten- und Informationsquellen wider und wird in verschiedenen Internetseiten, Dokumenten, Katalogen und Broschüren veröffentlicht. Neben Organisationen wie der Alzheimer Gesellschaft bieten auch privatwirtschaftliche Anbieter Informationen zu demenzgerechter Wohnungsanpassung an. Die vorhandenen Quellen haben unterschiedliche Güte und zeichnen sich durch eine gemischte Befundlage aus. Meist fokussieren die Veröffentlichungen die Beseitigung baulicher Mängel und gruppieren die vorgeschlagenen Maßnahmen nach Räumlichkeiten und nicht nach Bedarfen. Wenn überhaupt werden höchstens vage Hinweise zur bedarfsauslösenden Situation gegeben (z.B. Inkontinenz), es fehlen jedoch spezifische Beschreibungen der Problemstellung. Nicht selten geht bspw. die Nichtnutzung der Toilette nicht auf eine körperliche Ursache zurück, vielmehr können Wahrnehmungs- und Orientierungsschwierigkeiten das Auffinden der Toilette erschweren und führen so zu einer durch externe Faktoren bedingten Inkontinenz, die durch entsprechende räumliche Maßnahmen vermieden werden könnte. Mangelnde Informationen zu Kontextbedingungen erschweren die Beurteilung, ob eine vorgeschlagene Intervention in dem individuellen Fall angemessen ist. Weder die demenzspezifischen Bedarfe noch die Kontextbedingungen werden systematisch erfasst.

DIE BERÜCKSICHTIGUNG INDIVIDUELLER KONTEXTFAKTOREN BEDINGT DEN ERFOLG EINER MAßNAHME

Damit eine Intervention im Wohnumfeld erfolgreich sein kann, muss sie sowohl bedarfsgerecht als auch an der individuellen Situation der Betroffenen ausgerichtet sein (Soilemezi u. a., 2017). Um effektiv zu sein müssen die Maßnahmen individualisiert (Richter u. a., 1995) und situationsgerecht sein (Redfern u. a., 2002). Dies bedeutet, dass die relevanten Kontextfaktoren berücksichtigt werden müssen. Einerseits bestehen individuell zu beurteilende Voraussetzungen auf Seiten der Person, andererseits sind bestimmte bauseitige Ressourcen vorzuhalten und notwendige Anforderungen zu erfüllen. Die Voraussetzungen, unter denen bauliche Maßnahmen umgesetzt werden, unterscheiden sich je nach Maßnahme und Individuum: Zeit, Dringlichkeit, Bedarfe der betroffenen Person mit Demenz und deren Pflegenden Angehörigen, Demenzstadium und vorhandene Beeinträchtigungen, sowie bauliche, rechtliche und finanzielle Rahmenbedingungen sind wesentliche Rahmenbedingungen (Joost Van Hoof, Blom, Post, & Bastein, 2017).

Eine Vielzahl an personen- und umweltbezogenen Faktoren beeinflusst die Auswahl und Passung einer Intervention. Eine Lösung die für eine Person fördernd wirkt kann eine andere Person in der Ausübung selbständiger Handlungen behindern (J. Van Hoof & Kort, 2009). Die Qualität dieser Passung bestimmt maßgeblich den potentiellen Erfolg einer Maßnahme. Die Rahmenbedingungen unterscheiden sich sowohl innerhalb der Individuen als auch in ihrer Relevanz für die jeweilige Intervention.

ZUSAMMENFASSUNG DER GENANNTEN PROBLEMSTELLUNGEN

Es liegt reichhaltiges Praxiswissen zu wohnumfeldverbessernden Maßnahmen für Menschen mit Demenz vor, welches sich aber nicht systematisch an den Bedarfen der Menschen mit Demenz ausrichtet und durch eine gemischte Befundlage auszeichnet. Detaillierte Informationen zum Spektrum möglicher wohnumfeldverbessernder Maßnahmen und entsprechender Indikation stehen nicht zur Verfügung bzw. sind nicht zweckgebunden aufbereitet, sondern meist nach Räumen und nicht nach Problemlagen sortiert. Dies erschwert die Beratung, da zum einen der Überblick über die Optionen fehlt und zum anderen unklar ist, unter welchen Rahmenbedingungen eine Maßnahme angemessen ist. In der aktuell verfügbaren Literatur zu wohnumfeldverbessernden Maßnahmen werden die Kontextbedingungen nicht ausreichend berücksichtigt.

Trotz des festgestellten Bedarfs an wohnumfeldverbessernden Maßnahmen für Menschen mit Demenz ist die Nachfrage nach Maßnahmen in den Wohnberatungsstellen nur gering (Brylok, 2016). Dies deutet u.a. auf Informationsdefizite sowohl auf Seiten der Beratenden als auch der Betroffenen hin (Rothgang u. a., 2015). Verstärkt wird dies noch durch fehlendes bzw. unpassend aufbereitetes Informationsmaterial. In der Folge werden nur wenige Interventionen in der häuslichen Umgebung von Menschen mit Demenz durchgeführt und die Potentiale der baulichen Umgebung werden nicht umfänglich genutzt.

Es gibt keine generalisierbare Lösung für Wohnumfeldverbesserung (Soilemezi u. a., 2017). Eine Demenz manifestiert sich in einzigartigen Symptomen, welche im Zusammenhang mit der individuellen Situation und den Rahmenbedingungen der baulichen Umgebung stehen. Es gilt, die Bedarfe und Kontextbedingungen im Einzelfall zu erfassen und zu beurteilen. Dabei sind je nach Maßnahme unterschiedliche Kontextfaktoren zu berücksichtigen.

1.5 Zielsetzung

Ziel ist die Entwicklung einer Struktur für einen Maßnahmenkatalog für wohnumfeldverbessernde Maßnahmen für Menschen mit Demenz, welcher als eine praxisnahe Orientierungshilfe für die Beratungssituation dient. Der Katalog soll eine bedarfsgerechte Auswahl und Planung von nutzerzentrierter Wohnumfeldverbesserung unterstützen, indem die Rahmenbedingungen, die für die Angemessenheit einer Intervention beurteilt werden müssen, in den unterschiedlichen Bereichen erfasst werden. Hierbei liegt der Fokus auf den personen- und umweltbezogenen Kontextbedingungen, da diese für den Erfolg einer Intervention maßgeblich sind und je nach Maßnahme in verschiedenen Bereichen zu finden sind. Weiterhin soll der Katalog für die Anwenderinnen und Anwender wesentliche Informationen zum Thema Wohnungsanpassung für Menschen mit Demenz enthalten, die in konzentrierter Form, aktuell und in einer den AnwenderInnen zugänglichen Systematik aufbereitet sind.

Die folgenden Fragen waren bei der Entwicklung der Struktur für den Maßnahmenkatalog handlungsleitend:

a) Welche **Strukturelemente** sollen in dem Katalog für wohnumfeldverbessernde Maßnahmen berücksichtigt werden?

b) Wie sollte der Katalog **aufgebaut** sein?

c) Wie kann ein **Klassifizierungssystem** für den Katalog aussehen?

d) Wie können die einzelnen **Maßnahmenseiten** aufgebaut sein?

e) Welche **personen- und umweltbezogenen Rahmenbedingungen** müssen für eine potentielle Zielerreichung berücksichtigt werden?

f) Auf welcher **Grundlage** können personen- und umweltbezogenen Faktoren systematisiert werden??

Im Rahmen dieser Arbeit wird die Struktur für einen Katalog entwickelt und anhand von exemplarischen Seiten des Katalogs erläutert.

1.6 Zielgruppe des Katalogs

Der Katalog soll von Personen genutzt werden, die Beratungen zu wohnumfeldverbessernden Maßnahmen durchführen. Diese haben den gesetzlichen Auftrag, eine individuelle Beratung durchzuführen und mögliche Maßnahmen vorschlagen, die *„den individuellen Bedürfnissen des Pflegebedürftigen gerecht"* werden (Medizinischer Dienst des Spitzenverbandes Bund der Krankenkassen e.V. (MDS) & GKV-Spitzenverband, 2017. S.257).

Sowohl in den Wohnberatungsstellen, Pflegestützpunkten, Verbraucherzentralen und im Rahmen der Begutachtung zur Feststellung der Pflegebedürftigkeit durch den MDK können wohnumfeldverbessernde Maßnahmen vorgeschlagen werden. Die Beratenden stammen aus unterschiedlichen Berufsgruppen, haben unterschiedliche Vorkenntnisse und Erfahrungen zum Thema. In der Regel verfügen die Beratenden über Praxiswissen zu Wohnungsanpassung für ältere Menschen und es liegen Kataloge zu Mobilitäts- und Seheinschränkungen vor.

Wie in den vorangegangenen Kapiteln skizziert müssen wohnumfeldverbessernde Maßnahmen für Menschen mit Demenz bedarfsgerecht, angemessen und praktikabel sein und den individuellen Kontext einer Person berücksichtigen. Um diesen hohen Anforderungen Rechnung zu tragen bedarf es flächendeckender Qualifikation der Beratungsträger in Bezug auf die speziellen Bedarfslagen der Menschen mit Demenz und praxisrelevantes Informationsmaterial. Dieser Anforderungskatalog soll eine Orientierungshilfe für die Auswahl von bedarfsgerechten Maßnahmen sein. Er ist als Arbeitshilfe für die beratenden Institutionen wie Wohnberatungsstellen und Seniorenberatungen, aber auch für den Einsatz in Pflegeeinrichtungen und bei der Beratung von anderen Einrichtungsträgern geeignet.

Der Katalog kann für die Beratung zu wohnumfeldverbessernden Maßnahmen im Rahmen von Pflegeberatung, Wohnberatung und MDK-Begutachtung nach § 7a und §18 SGB XI eingesetzt werden. Die Anwenderinnen und Anwender sollen durch diesen Katalog eine praxisnahe Hilfestellung für die Beratungssituation und die Auswahl geeigneter Maßnahmen erhalten. Dieser Katalog unterstützt die Beratungssituation, indem:

- ein Überblick über mögliche Maßnahmen gegeben wird, zu denen eine eindeutige Studienlage vorliegt,
- die Maßnahmen unter Berücksichtigung der aktuellen Gesetzeslage in wesentlichen Lebensbereichen systematisch aufbereitet werden,
- die bedarfsauslösenden Zustände von Menschen mit Demenz beschrieben und den baulichen Maßnahmen zugeordnet werden
- und die im Rahmen einer Maßnahme relevanten personen- und umweltbezogenen Kontextbedingungen erfasst werden.

Mithilfe dieses Katalogs sollen die Beratenden darin unterstützt werden, eine möglichst optimale Lösung für die betroffene Person mit Demenz zu finden indem die Bedarfe, Ressourcen und Beeinträchtigungen der Person aber auch die Rahmenbedingungen der konkreten baulichen, ausstattungsbezogenen und sozialen Umwelt berücksichtigt werden. Sie können den Katalog zur Unterstützung der Beschreibung der Wohnsituation im Rahmen der Begutachtung und zur fachlichen Begründung der Maßnahmen und notwendiger Voraussetzungen im Rahmen der Empfehlung von wohnumfeldverbessernden Maßnahmen bei der Pflegekasse verwenden.

1.7 Zusammenfassung

In Anbetracht der Beeinträchtigungen, die mit einer Demenz einhergehen können wohnumfeldverbessernde Maßnahmen einen wichtigen Beitrag leisten die selbständige Lebensführung zu unterstützen. Um jedoch bedarfsgerechte Maßnahmen zu wählen, ist die Beurteilung des Gesundheitsproblems im Zusammenhang mit den individuellen Kontextbedingungen unabdingbar. Eine wichtige Aufgabe kommt den Beratenden der Wohnberatungsstellen und den Begutachtenden des MDK zu. Sie sollten im Rahmen der Beratungssituation wohnumfeldverbessernde Maßnahmen empfehlen. Allerding gibt es bisher kein Informationsmaterial, welches demenzspezifische Problemlagen und personen- sowie umweltbezogene Kontextfaktoren für Maßnahmen zur Wohnumfeldverbesserung zusammenführt.

Vor diesem Hintergrund wird in dieser Arbeit eine Struktur für einen Maßnahmenkatalog entwickelt, der Beratende unterstützt, die passende Maßnahme unter Berücksichtigung der individuellen Lebenssituation zu ermitteln.

2 Theoretischer Bezugsrahmen

Die folgenden Kapitel geben einen Überblick über die theoretischen Bezüge, vor deren Hintergrund die Fragestellung beantwortet wird. Einen Schwerpunkt bildet die Mensch-Umwelt-Beziehung. Hier werden zum einen die Wirkungszusammenhänge von Kompetenz und Umweltanforderung und zum anderen ein Modell zur Entstehung von Behinderung erläutert. Weitere Rahmenbedingungen bilden die aktuelle Sozialgesetzgebung in Deutschland. Zudem werden zwei theoretische Vorarbeiten beschrieben, die Grundlage für die Entwicklung des Kataloges sind. Zuletzt werden die Internationale Klassifikation der Funktionsfähigkeit, Behinderung und Gesundheit (ICF) und die DIN 276-1 Kosten im Bauwesen als Konzepte für die systematische Erfassung der Kontextfaktoren angeführt.

2.1 Mensch-Umwelt-Beziehung

2.1.1 Umweltanforderungs-Kompetenz-Modell

Lawton und Nahemow beschreiben in ihrem Umweltanforderungs-Kompetenz-Modell das Zusammenspiel von persönlicher Kompetenz und Umwelt (siehe Abb. 5). Die Leistungsfähigkeit eines Individuums steht in Anhängigkeit vom individuellem Kompetenzgrad und Umweltanforderungen. Signifikante Anforderungen oder Druck aus der (physischen und sozialen) Umwelt (Gitlin & Winter, 2003) zwingen eine Person zur Anpassung. Je höher der Kompetenzgrad einer Person ist, desto größer ist der Anpassungsbereich. Ist der Kompetenzgrad einer Person durch Alters- oder Krankheitsprozesse eingeschränkt verkleinert sich der Anpassungsbereich. Bei niedrigem Adaptionsniveau verkleinert sich der Bereich maximalen Wohlbefindens bzw. maximaler Leistungsfähigkeit und ist nur bei relativ schwach ausgeprägten Umweltanforderungen zu erreichen. Menschen mit einem geringen Kompetenzniveau, beispielsweise aufgrund einer Demenz, haben eher einen geringen Anpassungsbereich. Anpassendes Verhalten und positive Gefühlszustände sind für sie nur bei schwachen Umweltanforderungen zu erreichen. Sie sind in erhöhtem Maße von einer zu den eigenen Kompetenzen passenden Umwelt abhängig.

Ältere Menschen zeichnen sich durch eine besondere Sensibilität gegenüber positiven und negativen Umweltanforderungen aus. Die Bedeutung einer zu den individuellen Kompetenzen passenden Umgebung steigt, da die Adaptionsfähigkeit mit zunehmendem Alter abnimmt (H. W. Wahl, 2002). Dies ist sowohl für alterstypische Kompetenzeinbußen, z.B. die Abnahme der Seh- und Hörfähigkeit, der Mobilität und Muskelkraft als auch für demenzspezifische Einschränkungen wie beispielsweise der Kognition zutreffend.

© Springer Fachmedien Wiesbaden GmbH, ein Teil von Springer Nature 2019
C. Naumann, *Wohnumfeldverbesserungen für Menschen mit Demenz*,
Best of Pflege, https://doi.org/10.1007/978-3-658-24754-6_3

Im Zusammenhang mit diesem Modell zeigt sich, dass für eine Verbesserung des Adaptionsniveaus zwei unterschiedliche Herangehensweisen verfolgt werden können. Auf der einen Seite kann der individuelle Kompetenzgrad durch kompetenzfördernde Maßnahmen gesteigert werden (Empowerment). Auf der anderen Seite kann durch die Veränderung der Umweltgegebenheiten der Anpassungsbereich auch bei gleichbleibend niedrigem Kompetenzgrad aufgeweitet werden (Wohnungsanpassung). Bei Menschen mit einem geringen Kompetenzniveau können schon geringfügige Veränderungen der Umweltanforderungen erhebliche positive (aber auch negative) Auswirkungen auf ihre Emotionen und Verhaltensweisen haben (Kruth, Leuderalbert, & de Vries, 2006).

Interventionen, die auf der Seite der Person ansetzen, seien zunächst zu bevorzugen, da davon auszugehen ist, dass sich eine Verbesserung des Kompetenzgrades nicht nur in dem eingegrenzten druckausübenden physischen Raum auswirkt, sondern auch auf andere Umgebungen übertragbar ist. Weiterhin ist die Grenze zu einem baulichen "Gefängnis" fließend, da ein Mensch bei Zugrundelegung einer optimal auf den individuellen Kompetenzgrad abgestimmten Umgebung nur in dieser ausreichendes Leistungspotential und Wohlbefinden erreichen kann und die Nutzung anderer baulicher Umgebungen mit einer Einschränkung des Leistungspotential einhergeht.

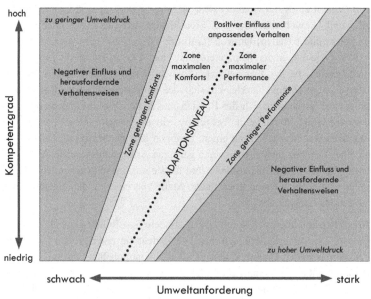

Abb. 5   Umwelt-Anforderungs-Kompetenzmodell. Eigene Darstellung nach (Lawton & Nahemow, 1973)

2.1.2 Modell der Entstehung von Behinderung

Das Modell des *„disablement-process"* (Verbrugge & Jette, 1994) beschreibt den Zusammenhang von Behinderung und extra- und intraindividuellen Kontextfaktoren. Verbrugge et al. entwickelten dieses Modell auf Grundlage des Krankheitsfolgenmodells von Saad Nagis biopsychosozialem Modell (Nagi, 1965)) und dem Modell der ICIDH (International Classification of Impairments, Disabilities and Handicaps) (World Health Organization, 1980). Beide Modelle (Nagi und WHO) illustrieren mögliche Konsequenzen einer pathologischen Störung anhand der Prozessschritte Pathologie → Schädigung → Funktionseinschränkung und → Behinderung. Obwohl die konzeptionelle Abgrenzung der einzelnen Ebenen, welche die Entstehung einer Behinderung beeinflussen, zur präziseren Erfassung der individuellen Krankheitsfolgen erfolgt, basieren beide Modelle auf einem defizitorientierten Ansatz.

Verbrugge und Jette griffen die Kritik der monodirektionalen Prozessdarstellung auf und erweiterten dieses Modell um die extra- und intraindividuellen Faktoren, um die Linearität des Krankheitsfolgenprozesses aufzubrechen. Sie stellen dar, dass die Entstehung einer Behinderung durch intraindividuelle Faktoren wie unter anderem Lebensstil, Verhaltensweisen und Copingstrategien und extraindividuellen Faktoren wie Therapien, Versorgungs- und Unterstützungsformen oder gebaute und soziale Umgebung beeinflusst werden kann. Eine Behinderung ist in diesem Modell kein IST-Zustand einer Person, sondern die Diskrepanz zwischen den individuellen Fähigkeiten und den Anforderungen aus der Umgebung (Marwedel, Ding-Greiner, Kaufeler, & Weyerer, 2008), welche die Person in der Durchführung von Aktivitäten beeinträchtigt.

Die nachfolgende Abbildung beschreibt das Modell der Entstehung von Behinderung am Beispiel der Demenz und zeigt, dass eine Behinderung nicht eine statische Situation sondern durch umwelt- und personenbezogene Faktoren beeinflussbar ist. Anhand dieses Modells wird deutlich, dass die Folgen einer Funktionseinschränkung durch Anpassung der baulichen Umgebung gemildert werden können. Um die Diskrepanz der Anforderungen aus der Umgebung an die individuellen Fähigkeiten zu reduzieren, müssen jedoch die personenbezogenen Faktoren berücksichtigt werden.

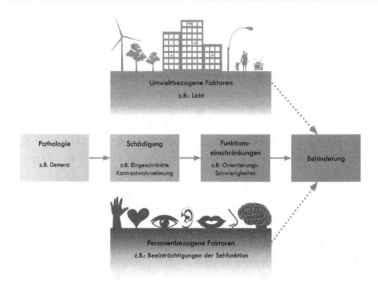

Abb. 6 Beeinflussbarkeit einer Behinderung durch die Umwelt- und Personenfaktoren. Eigene
Darstellung nach (Verbrugge & Jette, 1994)

2.2 Rahmenbedingungen der Sozialgesetzgebung

2.2.1 Begriff der Pflegebedürftigkeit nach §14 des Elften Sozialgesetzbuchs

Mit Inkrafttreten des zweiten Pflegestärkungsgesetzes wird der Pflegebedürftigkeitsbegriff neu definiert: Menschen sind pflegebedürftig, wenn sie *„gesundheitlich bedingte
Beeinträchtigungen der Selbständigkeit oder der Fähigkeiten aufweisen und deshalb der Hilfe
durch andere bedürfen."* Dies können *„körperliche, kognitive oder psychische Beeinträchtigungen"* sein, die dazu führen, dass die betroffene Person *„gesundheitlich bedingte
Belastungen oder Anforderungen nicht selbständig kompensieren oder bewältigen"* kann (§
14 SGB XI Begriff der Pflegebedürftigkeit, 2017).

Mit dieser Novellierung ändert sich die Sichtweise auf die Pflegebedürftigkeit dahingehend, dass nun nicht mehr der zeitliche Unterstützungsbedarf aufgrund körperlicher
Beeinträchtigungen für die Beurteilung des Grads der Pflegebedürftigkeit herangezogen wird sondern die Selbständigkeit im Lebensalltag maßgeblich ist. Diese kompe-
tenzorientierte Sichtweise ist insbesondere für Menschen mit Demenz von besonderer
Bedeutung, da diese häufig körperlich noch in der Lage sind, gewisse Tätigkeiten zu
verrichten, aber aufgrund von kognitiven, emotionalen oder motivationalen Einschränkungen Schwierigkeiten in der Bewältigung komplexer Situationen haben und

Aktivitäten des täglichen Lebens nicht selbständig durchführen können. Mit der Novellierung des Pflegebedürftigkeitsbegriffs soll die ganzheitliche Betrachtung einer Person in ihrem Alltagsleben und eine angemessene Berücksichtigung individueller Bedarfslagen ermöglicht werden.

Der Maßnahmenkatalog, der in dieser Arbeit entwickelt wird, legt diese Sichtweise zugrunde. Wohnumfeldverbessernde Maßnahmen sind darauf ausgerichtet die Selbstständigkeit einer Person zu fördern. Die Berücksichtigung der individuellen Kontextfaktoren trägt dazu bei, die betroffene Person in der Gesamtheit ihrer Lebenssituation zu betrachten.

2.2.2 Wohnungsanpassung im Kontext des Elften Sozialgesetzbuchs

Wohnungsanpassung bündelt eine Vielzahl baulicher Maßnahmen in der Wohnumwelt von meist pflegebedürftigen oder behinderten Menschen. Die Vorgaben für förderbare Wohnraumintervention werden nach § 40 Abs. 4 SGB XI festgelegt, welcher besagt, dass Pflegekassen wohnumfeldverbessernde Maßnahmen subventionieren können, sofern diese die Pflege ermöglichen oder erheblich erleichtern oder eine möglichst selbständige Lebensführung wiederherstellen (§ 40 SGB XI Pflegehilfsmittel und wohnumfeldverbessernde Maßnahmen, 2017).

Die Beratung über in Frage kommende wohnumfeldverbessernde Maßnahmen kann auf unterschiedliche Weise erfolgen: Zum einen sind die Pflegekassen nach § 7 SGB XI verpflichtet, die Pflegebedürftigen über die Möglichkeit der Bezuschussung von Maßnahmen zur Wohnumfeldverbesserung zu beraten (§ 7 SGB XI Aufklärung, Auskunft. Sozialgesetzbuch (SGB) Elftes Buch (XI), 2017). Weiterhin soll der MDK im Rahmen der Begutachtung zur Feststellung der Pflegebedürftigkeit bei Bedarf wohnumfeldverbessernde Maßnahmen empfehlen (§ 18 SGB XI Verfahren zur Feststellung der Pflegebedürftigkeit. Sozialgesetzbuch (SGB) Elftes Buch (XI), 2017). Dies gilt ebenso für von der Pflegekasse beauftragte Gutachter. Zudem können bei Beratungseinsätzen nach § 37 Abs. 3 SGB XI, beispielsweise durch eine Pflegeeinrichtung, Empfehlungen zu wohnumfeldverbessernden Maßnahmen ausgesprochen werden.

In der Beratungssituation sollen die individuellen Bedürfnisse der Betroffenen bei der Planung der Zielsetzung einer Maßnahme zugrunde gelegt werden (Medizinischer Dienst des Spitzenverbandes Bund der Krankenkassen e.V. (MDS) & GKV-Spitzenverband, 2017). Als Orientierungsrahmen für mögliche wohnumfeldverbessernde Maßnahmen kann ein Katalog des MDS und GKV-Spitzenverbands dienen (ebd. S.258ff), der jedoch – wie in der Problemstellung dargestellt – fast keine Vorschläge zu demenzspezifischen Maßnahmen enthält.

2.3 Theoretische Vorarbeiten

2.3.1 Literaturübersicht zu wohnumfeldverbessernden Maßnahmen

In einer systematischen Literaturrecherche *„Demenzgerechte Wohnungsanpassung"* wurde in mehreren Recherchedurchgängen über die für den medizinischen Bereich relevante Datenbank Pubmed und die im Bereich der Raumordnung, Städtebau, Wohnungswesen und Bauwesen verwendete Datenbank RSWB nach in deutscher und englischer Sprache publizierten Studien gesucht, welche die Auswirkungen von wohnumfeldverbessernden Maßnahmen auf die Selbständigkeit und Aktivitäten des täglichen Lebens von Menschen mit Demenz untersuchten (Naumann, 2015). Ergebnis dieser Suche waren vier Studien, die wohnumfeldverbessernde Maßnahmen zur Förderung der Aktivitäten des täglichen Lebens auf unterschiedlichen Ebenen betrachten. Für diesen Katalog wurden konkrete Maßnahmen aus einer systematischen Übersicht von Van Hoof et al. zusammengestellt.

Die Studie *„Environmental Intervention and the Design of Homes for Older Adults with Dementia: An Overview"* gibt einen Überblick über Gestaltungsprinzipien und Gestaltungsziele für Menschen mit Demenz und mögliche Interventionen in der häuslichen Umgebung, basierend auf einer Literaturstudie und zwei Expertenrunden (van Hoof, Kort, van Waarde, u. a., 2010). Aus den darin enthaltenen Umweltinterventionen wurden überwiegend bauliche Maßnahmen separiert. In diesem Zuge wurde reine Objektmodifikationen, Vereinfachung von Aufgaben und technische Hilfsmittel exkludiert. In der anschließenden Ergebnisdarstellung wurden 84 Maßnahmen zur Förderung der selbständigen Lebensführung zusammengestellt, die nach Aktivitäten des täglichen Lebens gruppiert wurden. Die folgende Tabelle zeigt exemplarisch Maßnahmen im Bereich der Toilettenbenutzung.

Tab. 1 Wohnumfeldverbessernde Maßnahmen zur Unterstützung der Toilettenbenutzung. Eigene Darstellung nach (van Hoof, Kort, van Waarde, u. a., 2010)

Kriterien für die Nutzung und Funktionseinschränkung	Intervention
Schwierigkeiten beim Auffinden der Toilette	
Orientierungs- und Wahrnehmungsschwierigkeiten	Visueller Reiz: Rotes Licht an Toilettentür, farbige Linie auf dem Boden
	Schild an Toilettentür
Assistenz beim Nutzen der Toilette nötig	
Reduzierte Mobilität und Koordinationsfähigkeit	Rutschhemmender Bodenbelag nahe der Toilette und des Handwaschbeckens

2.3.2 Analyseinstrument zur Passung von Bedarf und Maßnahme

Eine weitere theoretische Vorarbeit für die Entwicklung des Katalogs ist das *„Analyseinstrument zur Beurteilung der Passung wohnumfeldverbessernder Maßnahmen"*, welches im Rahmen einer Projektarbeit durch die Autorin entwickelt wurde (Naumann, 2016).

Das Analyseinstrument verknüpft systematisch die baulichen Interventionen aus der Literaturübersicht mit demenzspezifischen Problemlagen (siehe Abb. 7 auf Seite 29). Ausgehend von der Neuausrichtung des Begriffs der Pflegebedürftigkeit erfasst es mögliche wohnumfeldverbessernde Maßnahmen für Menschen mit Demenz in sechs unterschiedlichen Lebensbereichen. Die besondere Berücksichtigung der demenzspezifischen Problemlagen erleichtert die Beurteilung der Passung einer Maßnahme.

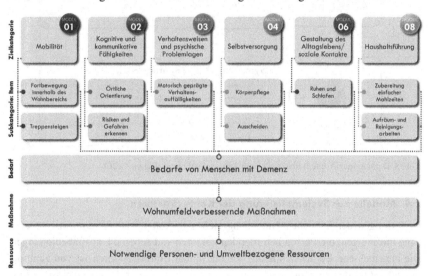

Abb. 7 Analyseinstrument zur Beurteilung der Passung wohnumfeldverbessernder Maßnahmen. Eigene Grafik

Typischerweise haben Demenzerkrankungen einen individuellen Verlauf und die daraus resultierenden Bedarfe der Menschen mit Demenz divergieren in ihren Ausprägungen erheblich (Riesner, 2010). Menschen mit Demenz leiden häufig nicht nur unter Mobilitätseinschränkungen und körperlichen Einschränkungen, sondern weisen auch kognitive Beeinträchtigungen bspw. der Wahrnehmung und Orientierung auf. Für die Kategorisierung der bedarfsauslösenden Zustände wurde für das Analyseinstrument die durch MacBryde und Blacklow (1970) geprägte Theorie der *„signs and symptoms"* herangezogen. Sie unterscheiden Beeinträchtigungen in Anzeichen und Symptome. Anzeichen sind objektive, physische Erscheinungen und als solche messbar bzw. beobachtbar. Symptome hingegen sind als subjektive Erfahrung (wie bspw. Schmerz, Hunger) nur für die betreffende Person erlebbar (Cacioppo, Andersen, Turnquist, & Tassinary, 1989). Die Abb. 8 zeigt die Kategorisierung übergeordneter typischer demenzspezifischer Anzeichen und Symptome im Analyseinstrument, welche im Zusammenhang mit baulichen Interventionen relevant sind.

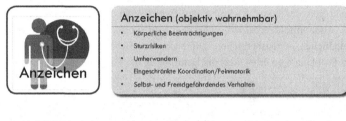

Abb. 8 Demenzspezifische Bedarfe aus dem Analyseinstrument. Eigene Grafik

2.4 Modelle zur Systematisierung der Kontextfaktoren

Anpassungen der baulichen Umgebung stehen in komplexem Wirkungszusammenhang mit inneren, die Person betreffenden Faktoren und äußeren Umweltbedingungen. Die angemessene Berücksichtigung der relevanten Einflussfaktoren ist von zentraler Bedeutung für den potentiellen Erfolg einer Intervention. Hierfür ist eine passende und zielführende Erfassung der individuellen Situation in allen relevanten Dimensionen vonnöten.

2.4.1 Internationale Klassifikation der Funktionsfähigkeit, Behinderung und Gesundheit

Beeinträchtigungen sind nicht ausschließlich das Ergebnis einer körperlichen Funktionsfähigkeit, sondern entstehen in einem komplexen Wirkungsgefüge mit individuellen Kontextfaktoren. Diese mehrdimensionale, biopsychosoziale Herangehensweise verfolgt die Internationale Klassifikation der Funktionsfähigkeit, Behinderung und Gesundheit (ICF) der Weltgesundheitsorganisation, indem sie die Auswirkungen von gesundheitlichen Problemen im Zusammenhang mit den Kontextfaktoren eines Menschen beschreibt. Mit diesem biopsychosozialen Ansatz der ICF erfolgte ein Paradigmenwechsel bei der Betrachtung von Gesundheit, Behinderung und Funktionsfähigkeit. Einschränkungen werden nicht mehr als monokausale Krankheitsfolgen betrachtet, sondern entstehen in komplexen Wirkungszusammenhängen von Körperfunktion/-strukturen, Aktivitäten, Partizipation/Teilhabe und Kontextfaktoren (Klier & Georg, 2012). Die Kontextfaktoren beschreiben die individuelle Lebenswelt der Person und werden in personenbezogene und umweltbezogene Faktoren unterschieden (siehe Abb. 9).

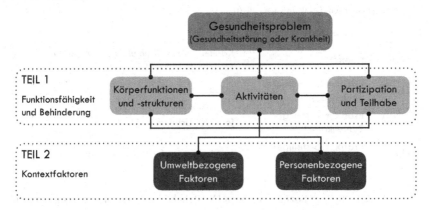

Abb. 9 Modell der Funktionsfähigkeit und Behinderung der ICF. Eigene Darstellung nach (Deutsches Institut für Medizinische Dokumentation und Information (DIMDI) & WHO-Kooperationszentrum für das System Internationaler Klassifikationen, 2005)

Die ICF besteht aus zwei Teilen mit jeweils zwei Komponenten:

1. **Teil: Funktionsfähigkeit und Behinderung**
   - Komponente des Körpers (beinhaltet 2 Klassifikationen):
     o Körperfunktionen (b) und
     o Körperstrukturen (s)
   - Aktivitäten und Teilhabe (d)
2. **Teil: Kontextfaktoren**
   - Umweltfaktoren (e)
   - Personenbezogene Faktoren

Die vier Komponenten umfassen verschiedene Kapitel, welche unterschiedliche Kategorien zur Beschreibung der gesundheitsbezogenen Situation einer Person anführen. In den Kapiteln wird zunächst eine definitorische Abgrenzung des Konstrukts vorgenommen. Dann beschreiben die klassifizierten Kategorien die möglichen Ausprägungen eines Gesundheitszustands.

Das Kodierungsprinzip der ICF unterscheidet **vier Ebenen**, wobei die jeweils tiefere Ebene einen höheren Konkretisierungsgrad aufweist. Die Kategorien personenbezogener und umweltbezogener Kontextfaktoren sowie der Aktivitäten und Partizipation weisen jeweils nur 2-3 Detaillierungsstufen auf.

Tab. 2 Exemplarische Darstellung der Gliederungssystematik der ICF anhand eines Umweltfaktors. Eigene Darstellung nach (Grotkamp u. a., 2010)

Ebene	Kodierung	Beispiel
1. Ebene	Kapitel	*Kapitel 2: Natürliche und vom Menschen veränderte Umwelt*
2. Ebene	Präfix + 3-stelliger Zahlenkode	*(e240) Licht*
3. Ebene	Präfix + 4-stelliger Zahlenkode	*(e2400) Lichtintensität*
4. Ebene	Präfix + 5-stelliger Zahlenkode	*Nur bei Körperfunktionen und -strukturen*

Seit 2001 ist die ICF im Sozialgesetzbuch IX (Rehabilitation und Teilhabe) gesetzlich verankert und ist in den medizinischen und therapeutischen Berufsgruppen und anderen Bereichen des Gesundheitswesens bereits verbreitet. Sie ermöglicht die detaillierte Beschreibung der funktionalen Gesundheit und der Ressourcen der Menschen mit Demenz und ist ein anerkanntes Rahmenkonzept. Sie ist als eine berufsgruppenübergreifende Sprache konzipiert und eignet sich daher als Bezugssystem im Zusammenhang mit wohnumfeldverbessernden Maßnahmen, da unterschiedlichen Professionen in den (Wohn-)Beratungsstellen arbeiten und auch an der Planung und Umsetzung der Maßnahmen verschiedene Berufsgruppen maßgeblich beteiligt sind. Die Berücksichtigung bereits definierter und im Gesundheitswesen anerkannter Begriffe erleichtert die Verständigung zwischen den gesundheitsfernen Berufsgruppen und den Professionen und Institutionen des Gesundheitssektors (z.B. Wohnberatungsstellen und Pflegekassen).

Neben dem Modell der Gesundheit, Funktionsfähigkeit und Behinderung wird für diesen Katalog auch die Klassifikation der Kontextfaktoren aus der ICF zugrunde gelegt und mit weiteren relevanten Referenzmodellen zur Konkretisierung der Kontextbedingungen erweitert.

2.4.2 Personenbezogene Faktoren

Die Erfassung der personenbezogenen Kontextvariablen für wohnumfeldverbessernde Maßnahmen basiert auf Grundlage der Gliederung der personenbezogenen Faktoren aus der ICF und dem Entwurf der Deutschen Gesellschaft für Sozialmedizin und Prävention (DGSMP), die basierend auf der ICF eine Klassifizierung für personenbezogene Faktoren vorgenommen hat.

In der ICF sind die personenbezogenen Faktoren in Form einer Gliederung erfasst aber nicht detaillierter klassifiziert. Personenbezogene Kontextfaktoren umfassen Aspekte des individuellen Lebenshintergrunds einer Person, welche nicht unter den Gesundheitsstatus fallen. Hierbei werden exemplarisch Attribute wie Geschlecht, Alter, körperliche Fitness, Lebensstil, Gewohnheiten, Bewältigungsstrategien, sozialer Hintergrund, Bildung, Beruf, Erfahrung, Persönlichkeit und Charakter, Erziehung sowie vergangene und gegenwärtige Erfahrungen genannt, allerdings nicht weiter konkretisiert (Deutsches Institut für Medizinische Dokumentation und Information (DIMDI) & WHO-Kooperationszentrum für das System Internationaler Klassifikationen, 2005) (Lindmeier, 2006).

Die Deutsche Gesellschaft für Sozialmedizin und Prävention (DGSMP) hat 2006 einen Entwurf zur Klassifizierung von personenbezogenen Faktoren auf Grundlage der ICF vorgestellt (Grotkamp u. a., 2010). Sie differenziert die personenbezogenen Faktoren für die Anwendung im deutschen Sprachraum weiter aus und unterscheidet folgende Kategorien: Allgemeine Merkmale einer Person, physische Faktoren, mentale Faktoren, Einstellungen, Grundkompetenzen und Verhaltensgewohnheiten, Lebenslage und sozioökonomische/kulturelle Faktoren und andere Gesundheitsfaktoren.

Im Vorschlag der DGSMP werden bei der Kategorisierung der personenbezogenen Faktoren teilweise jedoch identische Begriffe aus den Körperfunktionen und –strukturen und Aktivitäten und Partizipation der ICF verwendet. Dies wird darin begründet, dass auch Aspekte der Funktionsfähigkeit und Behinderung dahingehend als personenbezogener Faktor gewertet werden können, als dass sie einen wesentlichen (positiven oder negativen) Einfluss auf das Gesundheitsproblem haben. Diesem Vorschlag folgend werden bei dieser Arbeit körperliche Beeinträchtigungen und Aspekte der Aktivitäten und Partizipation im Rahmen der personenbezogenen Faktoren erfasst.

2.4.3 Umweltbezogene Voraussetzungen

Die häusliche Umgebung zeichnet sich durch viele unterschiedliche Parameter aus, welche bei wohnumfeldverbessernden Maßnahmen Einfluss nehmen können. Neben den physikalischen und baulichen Aspekten der Umgebung sind gegebenenfalls vorhandene technische Hilfen und Ausstattungen zu berücksichtigen. Weiterhin prägt unter anderem die soziale Umwelt die Lebenswelt der Individuen. Für die Erfassung der umweltbezogenen Faktoren ist die alleinige Berücksichtigung der Klassifikations-grundlagen aus der ICF in Bezug auf die räumliche Struktur der Wohnumgebung nicht hinreichend spezifisch. Aus diesem Grund werden die baulichen Kontextbedingungen anhand der DIN 276-1 Kosten im Bauwesen systematisiert.

Umweltbezogene Faktoren in der Internationalen Klassifikation der Funktionsfähigkeit, Behinderung und Gesundheit

Einer der wichtigsten Beiträge der ICF zur Betrachtung der gesundheitsbezogenen Situation von Menschen mit Beeinträchtigungen ist die Anerkennung des fundamenta-len Einflusses der Umwelt auf Barrieren (Centre of Excellence in Universal Design, 2012). Die umweltbezogenen Faktoren in der ICF umfassen alle Aspekte der äußeren Umgebung, die als Kontextbedingungen einen Einfluss auf die Funktionsfähigkeit einer Person haben. Betrachtung finden die natürliche und bauliche physikalische Umgebung, die soziale Umgebung mit Rollen, Verhalten, Werten, ebenso wie das Sozialsystem und politische bzw. gesetzliche Rahmenbedingungen. Hierbei werden die folgenden Kategorien aufgeführt (Deutsches Institut für Medizinische Dokumenta-tion und Information (DIMDI) & WHO-Kooperationszentrum für das System Interna-tionaler Klassifikationen, 2005):

- Produkte und Technologien (z.B. unterstützende Technologien für den persön-lichen Gebrauch im täglichen Leben/Mobilität, Kommunikationstechnologie)
- Natürliche und vom Menschen veränderte Umwelt (z.B. Licht, Geräusche, Luftqualität)
- Unterstützung und Beziehungen (z.B. Familie, Hilfs- und Pflegepersonen)
- Einstellungen (bspw. individuelle Einstellung von Hilfs- und Pflegepersonen)
- Dienste, Systeme und Handlungsgrundsätze (z.B. Architektur und Bauwesen, Dienste, Systeme und Handlungsgrundsätze der Politik)

Allerdings sind die Umweltfaktoren in der ICF in Bezug auf die Beschreibung der baulichen Umwelt nur relativ grob gefasst (bspw. e155 *Entwurf, Konstruktion sowie Bauprodukte und Technologien von privaten Gebäuden*). Auch in der zweiten Ebene werden nur drei weitere Ausprägungen konkret definiert (61550 *Zu- und Ausgänge von privaten Gebäuden*, e1551 *Zugang zu Einrichtungen innerhalb privater Gebäuden*, e1553 *Wegefindung, Wegeführung und Bezeichnung von Stellen in privaten Gebäu-den*) und durch die unspezifischen Positionen „*anders bezeichnet*" und „*nicht näher bezeichnet*" ergänzt.

DIN 276-1. Kosten im Bauwesen

Der Teil 1 *(Hochbau)* der DIN 276 regelt die Kosten im Bauwesen. Die DIN 276-1 wird zur Ermittlung und systematischen Gliederung aller in einem Projekt anfallenden Kosten angewendet. In dieser Norm werden die Begriffe für Neubau-, Umbau- und auch Modernisierungsprojekte festgelegt und Unterscheidungsmerkmale definiert. Die Kosten sind nach unterschiedlichen Bereichen des Projektes systematisiert (DIN Deutsches Institut für Normung e.V., 2008).

Die Kostengliederung der DIN 276-1 unterscheidet drei Ebenen, welche durch dreistellige Notation gekennzeichnet sind. Die erste Ebene umfasst sieben Kostengruppen. Im Bedarfsfall können die Kosten in einer zweiten und dritten Ebene präzisiert werden. Die Tab. 3 zeigt die Gliederungssystematik der Ebenen und eine exemplarische Ausführung der zweiten und dritten Ebene für die Kostengruppe der Außenwände. Die systematische Erfassung umweltbezogener Aspekte der räumlichen Umgebung erfolgt auf Grundlage der DIN 276-1.

Tab. 3 Gliederungssystematik der DIN 276-1 – Kosten im Bauwesen. Eigene Darstellung nach (DIN Deutsches Institut für Normung e.V., 2008)

1. Ebene	2. Ebene (Auszug)	3. Ebene (Auszug)
100 Grundstück		
200 Herrichten und Erschließen		
300 Bauwerk – Baukonstruktion	330 Außenwände	331 Tragende Außenwände 332 Nichttragende Außenwände
400 Bauwerk – Technische Anlagen		
500 Außenanlagen		
600 Ausstattung und Kunstwerke		
700 Baunebenkosten		

2.5 Zusammenfassung

Die umweltpsychologischen Modelle zeigen, dass die Leistungsfähigkeit einer Person im Wechselspiel zwischen individueller Kompetenz und Umweltanforderung entsteht. Durch passende und unpassende Umweltbedingungen können Leistungsfähigkeit und Wohlbefinden gefördert bzw. gehemmt werden. Einflussfaktoren sind personen- sowie umweltbezogene Faktoren.

Die rechtlichen Rahmenbedingungen für wohnumfeldverbessernde Maßnahmen bildet das Elfte Sozialgesetzbuch. Mit der Einführung des neuen Pflegebedürftigkeitsbegriffs erfolgte ein Paradigmenwechsel. Die Betrachtung der Selbständigkeit einer Person in alltagsrelevanten Aktivitäten wird als Ausgangslage für die Entwicklung des Katalogs herangezogen.

Anhand einer Literaturübersicht konnten weitestgehend evidenzbasierte Maßnahmen gefunden wurden, welche in einer weiteren theoretischen Vorarbeit, dem Analyse-instrument zu wichtigen Lebensbereichen und demenzspezifischen Problemlagen gepasst wurden.

Neben der Entwicklung der strukturellen Elemente für den Katalog liegt ein Schwer-punkt dieser Arbeit auf Überlegungen zur systematischen Erfassung der Lebensbedin-gungen einer Person im Zusammenhang mit wohnumfeldverbessernden Maßnahmen. Dies erfolgt unter Zugrundelegung der ICF in Kombination mit der DIN 276-1.

3 Methodisches Vorgehen

Die folgenden Kapitel stellen das methodische Vorgehen bei der Entwicklung der Struktur für einen Katalog demenzgerechter Wohnungsanpassung vor. Es wurde auf zwei theoretische Vorarbeiten der Autorin zurückgegriffen. Eine systematische Literaturrecherche zum Thema *„Demenzgerechte Wohnungsanpassung"* zeigt einen Überblick über mögliche bauliche Maßnahmen zur Förderung selbständiger Lebensführung von Menschen mit Demenz, zu denen eine eindeutige Studienlage vorliegt (Naumann, 2015). Aus dieser Untersuchung stammen 84 weitestgehend bauliche und technische Maßnahmen, mithilfe derer die selbständige Durchführung der Aktivitäten des täglichen Lebens von Menschen mit Demenz im häuslichen Umfeld verbessert werden kann. In einer weiteren Arbeit wurden diese Maßnahmen systematisch in Anlehnung an die pflegefachlich relevanten Lebensbereiche des § 14 SGB XI in einem Analyseinstrument integriert (siehe Seite 29). Wie bereits im Kapitel 2.3.2 erläutert übernimmt dieses Analyseinstrument die Passung der wohnumfeldverbessernden Maßnahmen zu den durch bauliche Veränderungen beeinflussbaren demenzspezifischen Bedarfen (Naumann, 2016).

In den folgenden Kapiteln wird zunächst anhand der Gliederung des Katalogs erläutert, welche wesentlichen Inhalte im Katalog enthalten sein sollen. Weiterhin werden das Klassifizierungssystem und die Notation der Maßnahmen vorgestellt. Daraufhin wird die Entwicklung der Maßnahmenseiten erläutert. Hierbei liegt der Schwerpunkt auf dem Umgang mit und der Ermittlung möglicher personen- und umweltbezogenen Kontextfaktoren auf Grundlage der ICF und der DIN 276-1. In diesem Zusammenhang wird das Vorgehen bei der Entwicklung einer Mustertabelle beschrieben, welche neben den Kontextfaktoren weitere theoretische Bezüge enthält. Zuletzt wird die methodische Vorgehensweise bei der Erfassung der Kontextbedingungen für die konkreten Maßnahmen beschrieben und das Prinzip der Kodierung der Maßnahmen erläutert.

Um den LeserInnen die Orientierung zu erleichtern sind den Kapiteln der beiden Abschnitte Methodisches Vorgehen (3) und Ergebnis (4) kleine Symbole vorangestellt. Diese zeigen, welches Katalogelement das jeweilige Kapitel beschreibt. Es werden Katalog, Klassifikation, Notation, Maßnahmenseiten und Kontextfaktoren unterschieden.

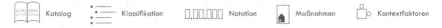

© Springer Fachmedien Wiesbaden GmbH, ein Teil von Springer Nature 2019
C. Naumann, *Wohnumfeldverbesserungen für Menschen mit Demenz*,
Best of Pflege, https://doi.org/10.1007/978-3-658-24754-6_4

3.1 Entwicklung der Gliederung für den Katalog

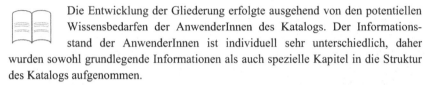 Die Entwicklung der Gliederung erfolgte ausgehend von den potentiellen Wissensbedarfen der AnwenderInnen des Katalogs. Der Informationsstand der AnwenderInnen ist individuell sehr unterschiedlich, daher wurden sowohl grundlegende Informationen als auch spezielle Kapitel in die Struktur des Katalogs aufgenommen.

Eine nutzergerechte Strukturierung der Information ist die wesentliche Voraussetzung für eine schnelle und angemessene Nutzung der angebotenen Informationen. Die teils komplexen und professionsspezifischen Inhalte sollten in einer übersichtlichen und für den Anwendungsfall angemessenen Art dargestellt werden. Die Informationen wurden – auch aufgrund des gewählten Mediums (Papierformat) – hierarchisch strukturiert. Für den Vorspann wurden eine Einleitung und ein Kapitel zur Anwendung des Katalogs verfasst. Der Hauptteil des Katalogs wurde in drei Teile gegliedert:

Der **Teil I** des Katalogs wurde als Einführung konzipiert. Ausgehend vom theoretisch erforderlichen Wissensstand der Anwender des Katalogs wurden im ersten Teil allgemeine Informationen zu Wohnumfeldverbesserung für Menschen mit Demenz zusammengefasst. Neben der Erläuterung der Kontextfaktoren wurden eine Übersicht zum Vergleich altersbedingter und demenzspezifischer Einschränkungen und ein Kapitel zu demenzspezifischen Problemlagen integriert.

Der **Zweite Teil** enthält die Maßnahmenseiten und wurde entsprechend der sechs Lebensbereiche und zwei zusätzlichen Bereiche des § 14 SGB XI in acht Kapitel gegliedert. Jedes Kapitel umfasst eine Definition und eine kurze Beschreibung des Lebensbereichs. Zu Beginn jedes Unterkapitels innerhalb der Lebensbereiche sind die in diesem Bereich möglichen Maßnahmen in einer Übersicht zusammengestellt. Diese Übersichtstabellen wurden unter Zugrundelegung der Vorarbeiten aus dem Analyseinstrument erstellt, auf die notwendige Formatierung gebracht und um die Notation der Maßnahmen ergänzt. Zudem wurde der Wortlaut der Nebengruppen teilweise aktualisiert. Für die Maßnahmenseiten wurde ein standardisierter Aufbau entwickelt. Das Vorgehen bei der Festlegung der Inhalte für die Maßnahmenseiten wird im Kapitel 3.4 ab Seite 43 erläutert.

Zusätzlich wurde ein **dritter Teil** entwickelt, der Informationen zu wahrnehmungsbezogenen und bauspezifischen Themen bietet. Die Auswahl der Kapitel erfolgte unter Zugrundelegung der Themenbereiche der aktuell im Katalog enthaltenen Maßnahmen. Zur Veranschaulichung wurden die beiden exemplarischen Kapitel *Farbe und Kontrast* und *Mensch und Maß* erstellt. Zudem enthält dieser Teil des Katalogs eine Liste mit technischen Regelwerken, die bei den inkludierten Maßnahmen relevant sind. An dieser Stelle wurde nochmals besonders die Perspektive der Anwenderpopulation berücksichtigt. Da diese nur über eingeschränkte Kenntnisse über die Vorschriften im Baubereich verfügen können und müssen wurden nur die absolut relevanten Normen aufgeführt. Das genaue Vorgehen wird im Kapitel 0 auf Seite 57 erläutert.

3.2 Entwicklung eines Klassifikationssystems für wohnumfeldverbessernde Maßnahmen

• ——   Ein Großteil der vorhandenen Materialien zu Wohnumfeldverbesserung
• ——   für Menschen mit Demenz ist nach Räumen und nicht nach Problemlagen
• ——   sortiert und die vorhandenen Kataloge des MDS enthalten keine demenz-
spezifischen Maßnahmen. Um diesem Problem zu begegnen wurde die Systematik dieses Katalogs auf Grundlage der gesetzlichen Regelungen des SGB XI entwickelt und erfasst systematisch demenzspezifische Problemlagen.

Grundsätzliches Ziel bei der Entwicklung des Klassifikationssystems des Katalogs war die Entwicklung einer systematischen Strukturierung, die es ermöglicht, jede Maßnahme passgenau zuzuordnen. Die Klassen sollten eindeutig zu beschreiben sein, sich nicht überlappen und gegenseitig ausschließen (Gaus, 2005). Jeder Klasse sollte ein möglichst treffender allgemein verständlicher Begriff zugeordnet werden und die Gesamtheit der Klassen alle Bereiche des zu bearbeitenden Gebiets abdecken. Generell sollte die Systematik möglichst einfach und gleichzeitig eindeutig sein, um eine maximale Akzeptanz des Klassifikationssystems bei den Nutzern zu erreichen.

Für den Katalog wurde ein Klassifikationssystem entwickelt, welches jede Maßnahme auf drei Ebenen beschreiben kann. Die folgenden Kapitel erläutern die drei unterschiedlichen Ebenen.

ENTWICKLUNG DER 1. EBENE: DIE HAUPTGRUPPEN

Um die Maßnahmen unter Berücksichtigung der aktuellen Gesetzeslage in den wesentlichen Lebensbereichen systematisch zu erfassen wurde auf den Begriff der Pflegebedürftigkeit (§ 14 SGB XI) zurückgegriffen. Im §14 Abs. 2 des Elften Sozialgesetzbuchs – Soziale Pflegeversicherung werden für das Vorliegen von gesundheitlich bedingten Beeinträchtigungen Einschränkungen in den folgenden sechs Bereichen als maßgeblich erachtet:

• Mobilität,

• kognitive und kommunikative Fähigkeiten,

• Verhaltensweisen und psychische Problemlagen,

• Selbstversorgung,

- Bewältigung von und selbständiger Umgang mit krankheits- oder therapiebedingten Anforderungen und Belastungen und
- Gestaltung des Alltagslebens und sozialer Kontakte.

Darüber hinaus sollen bei der Begutachtung zur Feststellung des Grads der Pflegebedürftigkeit die Fähigkeiten in weiteren zwei Bereichen betrachtet werden, um die Pflege- und Versorgungsplanung nutzerzentriert zu optimieren (§ 18 SGB XI Verfahren zur Feststellung der Pflegebedürftigkeit, 2017):

- außerhäusliche Aktivitäten und
- Haushaltsführung.

Diese acht Bereiche wurden zur Klassifikation der ersten hierarchischen Ebene für die wohnumfeldverbessernden Maßnahmen herangezogen. Obwohl für die Bestimmung des Grads der Pflegebedürftigkeit nur die Bewertungen in den im § 14 Abs. 2 definierten Bereichen maßgeblich sind (6 Lebensbereiche) wurden die beiden zusätzlichen Bereiche aus § 18 SGB XI im Klassifikationssystem dieses Maßnahmenkatalogs integriert, da sie im Rahmen der Pflegeberatung für die Begutachtung der häuslichen Versorgungssituation und zur Optimierung der individuellen Pflege- und Hilfeplanung herangezogen werden sollen (§ 18 SGB XI Verfahren zur Feststellung der Pflegebedürftigkeit. Sozialgesetzbuch (SGB) Elftes Buch (XI), 2017) und zur Förderung der selbständigen Lebensführung wohnumfeldverbessernde Maßnahmen auch in diesen Lebensbereichen durchgeführt werden können.

ENTWICKLUNG DER 2. EBENE: DIE UNTERGRUPPEN

Die Systematisierung der Untergruppen erfolgte unter Zugrundelegung der aktualisierten Fassung der Begutachtungsrichtlinien im Verfahren zur Feststellung der Pflegebedürftigkeit von März 2017 (Medizinischer Dienst des Spitzenverbandes Bund der Krankenkassen e.V. (MDS) & GKV-Spitzenverband, 2017). Die darin enthaltenen Bezeichnungen der Aktivitäten und Fähigkeiten innerhalb der Lebensbereiche wurden für die Untergruppen übernommen.

Aufgrund des neuen Gesetzesbeschlusses der Begutachtungsrichtlinien musste im Analyseinstrument eine Anpassung der Bezeichnung der Nebengruppen vorgenommen werden, da sich der Wortlaut inzwischen geändert hatte. In diesem Zuge wurden auch die Bezeichnungen der Kategorien an die Bezeichnung des Katalogs angeglichen (Haupt-/Neben-/Untergruppe).

Eine wesentliche Veränderung bei der Zuordnung der Maßnahmen wurde im Modul 4 Selbstversorgung vorgenommen. Die Items sind in den Begutachtungsrichtlinien im Modul 4 in vier Bereiche eingeteilt, die jeweils mehrere Items beinhalten. Im Analyseinstrument waren die Maßnahmen bisher anhand der Oberbegriffe der Bereiche sortiert (Körperpflege bzw. Ausscheiden) und nicht nach den einzelnen Nebengruppen. Daher wurden alle Maßnahmen in dieser Nebengruppe erneut beurteilt und den Nebengruppen „Duschen und Baden, inkl. Haare waschen" bzw. „Benutzung einer Toilette/eines Toilettenstuhls" zugeordnet. Weiterhin wurden im Modul 8 Haushaltsführung die bisher gemeinsam gruppierten Items einfache bzw. aufwendige Aufräum- und Reinigungsarbeiten nun getrennt voneinander geführt.

ENTWICKLUNG DER 3. EBENE: DIE NEBENGRUPPEN

Die dritte Ebene des Klassifikationssystems umfasst die Problemlagen der Menschen mit Demenz. Hierbei wurde auf konzeptionelle Überlegungen zu den Bedarfen im Analyseinstrument zurückgegriffen, in dem die Ausprägungen der Bedarfe in Anzeichen und Symptome unterschieden werden. Dort sind jeweils fünf Anzeichen und Symptome definiert, die durch bauliche Maßnahmen beeinflussbar sind (siehe Abb. 8 auf Seite 30).

3.3 Entwicklung der Notation

⬜.⬜⬜.⬜⬜⬜ Das Notationssystem des vorliegenden Kataloges sollte einen hohen Informationsgehalt bei möglichst kurzer Notation aufweisen. Die Anzahl der Stellen der Notation sollte auf der einen Seite für eine gute Übersichtlichkeit möglichst kurz, auf der anderen Seite ausreichend sein, damit jede Maßnahme umfänglich beschrieben werden kann und eine eindeutige, detaillierte Beschreibung der Maßnahme möglich ist. Die Notation sollte möglichst sprechend sein und die einzelnen Positionen der Notation sortierbar und das System im Bedarfsfall erweiterbar sein.

Die Entwicklung der Notation erfolgte unter Berücksichtigung der folgenden Anforderungen nach Wilhelm Gaus (Gaus, 2005):

• Eindeutig, jedem Deskriptor wird nur eine Notation zugeordnet und umgekehrt,

• Möglichst kurz,

• Leicht lesbar und einfach zu merken,

• Sortierfähig,

• Ausschließliche Verwendung EDV-geeigneter Zeichen,

• Erweiterbar,

• Hierarchisch.

Das Notationssystem wurde als ein hierarchisches Notationssystem entwickelt, welches die Zuordnung jeder Maßnahme innerhalb der Klassifikation des Katalogs ermöglicht. Es greift die drei abgeschlossenen Ebenen der *Hauptgruppe, Nebengruppe* und *Untergruppen* auf und kennzeichnet jeden Ebenenbestandteil mit einem Kode.

Zur Beschreibung der **ersten Stelle der Notation** wurden die Modulnummern der für die Feststellung der Pflegebedürftigkeit relevanten Bereiche des § 14 SGB XI herangezogen.

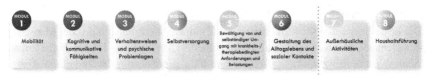

Abb. 10   Modulnummern und Bezeichnung der Bereiche zur Feststellung der Pflegebedürftigkeit. Eigene Abbildung nach („Der neue Pflegebedürftigkeitsbegriff und das Neue Begutachtungsassessment (NBA)", 2015)

Die **zweite Stelle der Notation** orientiert sich an den Ausprägungen der Module, wie sie in den Begutachtungsrichtlinien im Verfahren der Feststellung der Pflegebedürftigkeit beschrieben sind (Medizinischer Dienst des Spitzenverbandes Bund der Krankenkassen e.V. (MDS) & GKV-Spitzenverband, 2017). Die Notation greift die letzte Stelle der Nummerierung der Kriterien in den jeweiligen Modulen auf.

Modul 1: Mobilität

Das Modul umfasst fünf Kriterien, deren Ausprägungen in den folgenden Kategorien mit den nachstehenden Einzelpunkten gewertet werden:

Ziffer	Kriterien	Selb- ständig	überwiegend selbständig	überwiegend unselbständig	un- selbständig
4. 1	Positionswechsel im Bett	0	1	2	3
4. 2	Halten einer stabilen Sitzposition	0	1	2	3
4. 3	Umsetzen	0	1	2	3
4. 4	Fortbewegen innerhalb des Wohnbereichs	0	1	2	3
4. 5	Treppensteigen	0	1	2	3

Abb. 11   Auszug aus den Begutachtungsrichtlinien im Modul Mobilität (Medizinischer Dienst des Spitzenverbandes Bund der Krankenkassen e.V. (MDS) & GKV-Spitzenverband, 2017. S.79)

Die **dritte Stelle der Notation** wurde anhand der demenzspezifischen Problemlagen entwickelt, welcher mit der Maßnahme begegnet werden soll. Um eine Unterscheidung von Anzeichen und Symptom zu ermöglichen setzt sich die Notation aus einem alphanumerischen Kode zusammen.

3.4 Terminologische Abgrenzung der Haupt-, Neben- und Untergruppen

Die Definition der Begriffsgrenzen für die Hauptgruppen erfolgte in Anlehnung an die Inhalte und nach Möglichkeit im Wortlaut der neuen Begutachtungsrichtlinien. Die Beschreibungen der Module sind in den Begutachtungsrichtlinien in Hinblick auf die Aufgabe der Begutachtung verfasst. Daher werden Hinweise zum Vorgehen bei der Einschätzung der Fähigkeiten in diesem Bereich gegeben. Dies wurde in einigen Fällen für den hier vorliegenden Anwendungsfall für nicht ausreichend befunden. Aus diesem Grund wurden für die terminologische Abgrenzung der Hauptgruppen die Definitionen unter Zugrundlegung der Modulbeschreibung entsprechend verändert. Weiterhin ist das Modul 3 in den Richtlinien noch nicht abschließend definiert. Für dessen Definition wurden die Kernelemente der Modulbeschreibung aus der Begutachtungsrichtlinie zusammengefasst. Tab. 4 stellt den Wortlaut der Begutachtungsrichtlinien und die entwickelte Definition für den Katalog exemplarisch für die Hauptgruppen 2 und 3 gegenüber. Im Anhang sind in Tab. 15 (Seite 133) die vollständigen Definitionen der Hauptgruppen aufgeführt.

Tab. 4 Gegenüberstellung der terminologischen Abgrenzung der Begutachtungsrichtlinien und der im Katalog verwendeten Version am Beispiel der Hauptgruppen 2 und 3. Eigene Darstellung nach (Medizinischer Dienst des Spitzenverbandes Bund der Krankenkassen e.V. (MDS) & GKV-Spitzenverband, 2017)

Haupt-gruppe	Begutachtungsrichtlinien	Katalog für Wohnumfeld-verbesserung
2 Kognitive und kommunikative Fähigkeiten	Die Einschätzung bezieht sich bei den Merkmalen 4.2.1 bis 4.2.8 ausschließlich auf die kognitiven Funktionen und Aktivitäten. Zu beurteilen sind hier lediglich Aspekte wie Erkennen, Entscheiden oder Steuern etc. und nicht die motorische Umsetzung. Bei den Kriterien zur Kommunikation 4.2.9 bis 4.2.11 sind auch die Auswirkungen von Hör-, Sprech- oder Sprachstörungen zu berücksichtigen.	Die kognitiven und kommunikativen Funktionen beschreiben geistige Fähigkeiten wie beispielsweise Erkennen, Entscheiden oder Steuern. Bei den Kriterien zur Kommunikation sind auch die Auswirkungen von Hör-, Sprech- oder Sprachstörungen zu berücksichtigen.
3 Verhaltens-weisen und psychische Problem-lagen	In diesem Modul geht es um Verhaltensweisen und psychische Problemlagen als Folge von Gesundheitsproblemen, die immer wieder auftreten und personelle Unterstützung erforderlich machen. Es geht hier um Unterstützung des pflegebedürftigen Menschen • bei der Bewältigung von belastenden Emotionen (wie z. B. Panikattacken), • beim Abbau psychischer Spannungen, • bei der Impulssteuerung, • bei der Förderung positiver Emotionen durch Ansprache oder körperliche Berührung, • bei der Vermeidung von Gefährdungen im Lebensalltag, • bei Tendenz zu selbstschädigendem Verhalten. Im Mittelpunkt dieses Moduls steht die Frage, inwieweit die Person ihr Verhalten ohne personelle Unterstützung steuern kann. Von fehlender Selbststeuerung ist auch dann auszugehen, wenn ein Verhalten zwar nach Aufforderung abgestellt wird, aber danach immer wieder aufs Neue auftritt, weil das Verbot nicht verstanden wird oder die Person sich nicht erinnern kann. Abzugrenzen sind hier gezielte herausfordernde Verhaltensweisen, z. B. im Rahmen von Beziehungsproblemen, die nicht zu berücksichtigen sind.	Diese Hauptgruppe beschreibt Verhaltensweisen und psychische Problemlagen als Folge von Gesundheitsproblemen, die immer wieder auftreten und personelle Unterstützung erforderlich machen. Die pflegebedürftige Person benötigt beispielsweise Unterstützung bei der Bewältigung von belastenden Emotionen, bei der Förderung positiver Emotionen oder bei der Vermeidung von Gefährdungen im Lebensalltag.

Die Definition der Begriffsgrenzen für die Nebengruppen erfolgte wie bei den Hauptgruppen in Anlehnung an die neuen Begutachtungsrichtlinien. Teilweise werden in
den Begutachtungsrichtlinien die Nebengruppen allerdings durch eine Wiederholung
der Bezeichnung definiert. Da dies für die AnwenderInnen als nicht hilfreich erachtet
wird, wurden in solchen Fällen ergänzende Hinweise zur Abgrenzung der Begriffe aus
den Beschreibungen der Begutachtungsrichtlinien hinzugefügt (siehe Tab. 5). Im
Anhang zeigt Tab. 16 (Seite 134) die Definitionen aller Nebengruppen für die Hauptgruppe 1 *Mobilität*.

Tab. 5 Gegenüberstellung der terminologischen Abgrenzung der Begutachtungsrichtlinien und der im
Katalog verwendeten Version am Beispiel der Nebengruppen 2.03 und 2.08. Eigene Darstellung nach
(Medizinischer Dienst des Spitzenverbandes Bund der Krankenkassen e.V. (MDS) & GKV-
Spitzenverband, 2017)

Neben-gruppe	Begutachtungs-richtlinien	Katalog für Wohnumfeldverbesserung
2.03 Zeitliche Orientierung	Fähigkeit, zeitliche Strukturen zu erkennen.	**Fähigkeit, zeitliche Strukturen zu erkennen.** Dazu gehören Uhrzeit, Tagesabschnitte (Vormittag, Nachmittag, Abend etc.), Jahreszeiten und die zeitliche Abfolge des eigenen Lebens.
2.08 Erkennen von Risiken und Gefahren	Fähigkeit, Risiken und Gefahren zu erkennen.	**Fähigkeit, Risiken und Gefahren zu erkennen.** Dazu gehören Gefahren wie Strom- und Feuerquellen, Barrieren und Hindernisse auf dem Fußboden bzw. auf Fußwegen, eine problematische Beschaffenheit des Bodens (z.B. Glätte) oder Gefahrenzonen in der außerhäuslichen Umgebung (z. B. verkehrsreiche Straßen, Baustellen).

Die Definitionen der Einschlussgrenzen für die Untergruppen beruhen auf unterschiedlichen Expertenstandards wie beispielsweise dem Expertenstandard Sturzprophylaxe
in der Pflege (Balzer, Junghans, Behncke, & Lühmann, 2013) oder der S3-Leitlinie
Demenzen der DGPPN (Deutsche Gesellschaft für Psychiatrie und Psychotherapie,
Psychosomatik und Nervenheilkunde) und der DGN (Deutsche Gesellschaft für Neurologie) (Deutschl & Maier, 2016). Für symptomatische Beschreibungen wie reduzier-
te Kontrastwahrnehmung wurden Studienergebnisse zur Wechselwirkung von Person
mit Demenz und baulicher Umgebung herangezogen (van Hoof, Kort, Duijnstee, u. a.,
2010) und die Formulierung auf Grundlage der Beschreibungen entsprechender ICF-
Kategorien in den Körperfunktionen verfasst. Tab. 6 zeigt exemplarisch die Definitionen für die Untergruppen A01 *Körperliche Beeinträchtigungen*, A02 *Sturzrisiken*
und A03 *Umherwandern*.

Tab. 6 Definition der Ausprägungen der Untergruppen A01, A02 und A03. Eigene Darstellung

Unter-gruppe	Definition im Katalog für Wohnumfeldverbesserung	Quelle
A01 Körperliche Beeinträch-tigungen	Einschränkungen in motorischen Fähigkeiten wie der Körperkraft, Balance und Bewegungskoordination sowie Beeinträchtigungen im Bereich der Extremitäten und des Rumpfes, z.B. Spastiken, Gangstörungen oder Tremor.	Begutachtungs-richtlinien im Verfahren zur Feststellung der Pflegebedürf-tigkeit (MDS & GKV-Spitzenverband, 2017)
A02 Sturzrisiken	Ein Sturz ist ein Ereignis, bei dem der Betroffene unbeabsichtigt auf dem Boden oder auf einer anderen tieferen Ebene aufkommt. Kennzeichnend für einen Sturz sind zwei Merkmale: die unbeabsichtigte Veränderung einer Körperposition sowie das Aufkommen auf dem Boden oder einer anderen niedrigeren Fläche im Vergleich zur vorherigen Höhe der mittleren horizontalen Körperachse. Letzteres Merkmal unterscheidet Stürze von Beinahe-Stürzen, die sich dadurch auszeichnen, dass eine nachhaltige Verlagerung der Körperposition durch balance- oder haltungsstabilisierende Maßnahmen, wie z.B. kompensierende Schritte oder Greifen nach Haltegegenständen, vermieden werden kann. Die Übergänge zwischen Stürzen und Beinahe-Stürzen können fließend sein.	Expertenstan-dard Sturzpro-phylaxe in der Pflege. Langfas-sung der Litera-turanalyse (Balzer u. a., 2013)
A03 Umherwan-dern	Gesteigerte Bewegung und repetitives Durchführen gleicher Bewegungsabläufe ist ein häufiges Phänomen. Bei gesteigertem Bewegungsdrang ohne erkennbares Leid für den Betroffenen ergibt sich keine unmittelbare Interventionsnotwendigkeit. Bewegungsdrang kann aber auch zur Belastung (...) werden und z.B. zur Gewichtsabnahme führen. Umgebungsgestaltung und psycho-soziale Interventionen können die gesteigerte Psychomotorik dämpfen. Von besonderer Bedeutung ist, dass die motorische Unruhe (einer Person mit Demenz als Belastung für die (Pflegenden Angehörigen) Mitarbeiter empfunden werden kann. Die Indikation einer Intervention ergibt sich generell, wenn die Unruhe für den Betroffenen leidvoll ist oder zu einer Gefährdung führt.	S3-Leitlilnien Demenzen (Deutschl & Maier, 2016)

3.5 Festlegung der Inhalte für die Maßnahmenseiten

 Ein Orientierungsrahmen bei der Festlegung der zu erfassenden Inhalte in den Maßnahmenseiten war das Hilfsmittelverzeichnis des GKV-Spitzenverbandes. Dieser veröffentlicht unter https://hilfsmittel.gkv-spitzenverband.de/home.action ein *„systematisch strukturiertes"* Verzeichnis von Hilfsmitteln, die in der *„Leistungspflicht der Kranken- und Pflegekassen"* beinhaltet sind („Hilfsmittelverzeichnis des GKV-Spitzenverbandes", o. J.). Das Hilfsmittelverzeichnis listet systematisch die im Leistungskatalog der Kranken- und Pflegekasse enthaltenen Hilfs- und Pflegehilfsmittel nach Produktgruppe, Anwendungsort, Untergruppe und Produktart auf. Viele BeraterInnen sind mit der Anwendung des Hilfsmittelverzeichnisses zumindest grundlegend vertraut. Daher wurde die Struktur der Maßnahmenseiten in Anlegung an das Hilfsmittelverzeichnis entwickelt.

Die folgenden Elemente wurden als wesentlich für eine umfassende Beschreibung der baulichen Intervention erachtet und als Bestandteil der Maßnahmenseiten aufgenommen:

- Bezeichung der Maßnahme
- Zuordnung innerhalb der Systematik des Katalogs
- Beschreibung der Maßnahme
- Indikation
- Relevante Kontextfaktoren
- Ausführungsbeispiele

In den folgenden Kapiteln wird das methodische Vorgehen bei der Entwicklung der einzelnen Bestandteile der Maßnahmenseiten erläutert.

3.5.1 Beschreibung der Maßnahme

 Die Beschreibung einer Maßnahme soll Informationen über deren wesentliche Merkmale enthalten. Hierzu wurde auf eine Systematik der Ergotherapie zurückgegriffen, die eine Intervention unter den zwei Gesichtspunkten des therapeutischen Ziels und der therapeutischen Wirkung beschreibt (Deutscher Verband der Ergotherapeuten e.V (DVE), 2017). Die Merkmale einer Maßnahme wurden in den Bereichen Zielsetzung und Wirkungsweise erfasst.

Bei der Formulierung der Maßnahmenbeschreibung wurden die folgenden Fragen beantwortet:

- Was soll durch die Maßnahme erreicht werden?
- Wie erreicht diese Maßnahme dies?

Zusätzlich wurden bei Bedarf Warnhinweise oder Querverweise zu allgemeinen Themenbereichen integriert. Bei der Beschreibung der Maßnahmen wurde zum Teil Fachliteratur zu Wohnungsanpassung verwendet (Kaiser, 2014) bzw. auf Studien zu wohnumfeldverbessernden Maßnahmen (z.b. bei Sinneseinschränkungen) zurückgegriffen (van Hoof, Kort, Duijnstee, u. a., 2010). Weiterhin konnten öffentlich zugängliche Dokumente wie Kataloge, Broschüren oder Internetseiten, z.b. die Broschüre Wohnungsanpassung bei Demenz hinzugezogen werden (Kuratorium Deutsche Altershilfe, 2012) (Lehmann, o. J.).

3.5.2 Indikation

Die Beschreibung der Indikation resultiert aus den Wirkungsmechanismen der Maßnahme und wurde für diesen Katalog als *„positiver Grund etwas zu tun"* definiert. Die Indikation soll die beiden folgenden Fragen beantworten:

* Welche Beeinträchtigung ist vorhanden?
* Welchen Folgen – resultierend aus der Beeinträchtigung – soll die Maßnahme entgegenwirken?

Die Informationen zur Indikation wurden unter Berücksichtigung der Beschreibung der jeweiligen Maßnahme in engem Zusammenhang mit dem bedarfsauslösenden Ereignis (Untergruppe) formuliert. Letztere bestimmt wesentliche Merkmale der Ausgangslage der Indikation.

3.5.3 Personen- und umweltbezogene Kontextfaktoren

Die Ordnungssysteme ICF und DIN 276-1 dienen als grundlegender Referenzrahmen für die Ermittlung der jeweils notwendigen Kontextbedingungen der wohnumfeldverbessernden Maßnahmen. Dem Nutzer soll durch den Hinweis auf wesentliche Kontextfaktoren die Möglichkeit gegeben werden, die betroffene Person mit Demenz und ihre Umgebung in allen für den konkreten Anwendungsfall relevanten Dimensionen zu erfassen und zu beurteilen. Hierzu werden sowohl die personenbezogenen Faktoren als auch die Umweltfaktoren erfasst.

Wie bereits im Zusammenhang mit dem Modell der ICF erläutert (siehe Kapitel 2.4.1 auf Seite 30) unterliegt die Funktionsfähigkeit einer Person komplexen Wechselwirkungen zwischen Gesundheitsproblem und Kontextfaktoren. In der ICF werden die personenbezogenen Faktoren für den hier angedachten Anwendungsfall nicht ausreichend klassifiziert. Der Vorschlag der DGSMP geht dahingehend einen Schritt weiter und integriert Kontextvariablen der Körperfunktionen und –strukturen sowie Aktivitäten und Partizipation der ICF in ihrem Entwurf für personenbezogene Faktoren. So können körperliche Beeinträchtigungen und Aspekte der Aktivitäten und Partizipation,

welche einen fördernden oder hemmenden Einfluss auf das vorliegende Gesundheitsproblem haben, im Zusammenhang mit der Intervention erfasst werden. Daher wurden
die im Teil 1 der ICF klassifizierten Kategorien (Körperfunktionen und -strukturen,
Aktivitäten und Teilhabe) zu den personenbezogenen Kontextfaktoren hinzugezogen,
sodass nun die Gesamtliste der ICF Faktoren zur Beschreibung des Gesundheitsproblems Verfügung stand.

3.5.4 Ausführungsbeispiele

 Zur Veranschaulichung der Maßnahmen wurden Ausführungsbeispiele ergänzt. Teilweise konnte hierbei auf eigene Fotografien zurückgegriffen werden, die in den letzten Jahren gesammelt wurden. Der überwiegende Teil der
Grafiken und Zeichnungen wurde für diesen Katalog neu oder auf Grundlage von
Fachliteratur wie beispielsweise DIN-Normen neu erstellt. Die Ausführungsbeispiele
enthalten in den Beschriftungen der Abbildungen zusätzliche Informationen zu Pro-
duktmerkmalen oder konstruktive Hinweise (Materialität, Installationshöhe).

3.6 Entwicklung des Core Sets Demenz-Wohnungsanpassung

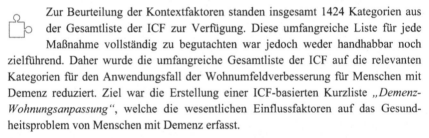 Zur Beurteilung der Kontextfaktoren standen insgesamt 1424 Kategorien aus
der Gesamtliste der ICF zur Verfügung. Diese umfangreiche Liste für jede
Maßnahme vollständig zu begutachten war jedoch weder handhabbar noch
zielführend. Daher wurde die umfangreiche Gesamtliste der ICF auf die relevanten
Kategorien für den Anwendungsfall der Wohnumfeldverbesserung für Menschen mit
Demenz reduziert. Ziel war die Erstellung einer ICF-basierten Kurzliste *„Demenz-
Wohnungsanpassung"*, welche die wesentlichen Einflussfaktoren auf das Gesund-
heitsproblem von Menschen mit Demenz erfasst.

Um die Komplexität der ICF handhabbar zu machen, wurden von vielen Experten
bereits Core Sets der ICF für spezifische Gesundheitsprobleme entwickelt, welche in
einem standardisierten Verfahren entwickelt werden. Core Sets enthalten zum einen
eine möglichst geringe Anzahl an Kategorien um praktikabel zu sein aber gleichzeitig
eine ausreichende Anzahl zur präzisen und umfassenden Beschreibung aller Facetten
des Gesundheitsproblems (Scherer u. a., 2012).

Da noch kein standardisiertes, anerkanntes Core Set von ICF Kategorien für Demenz
(Selb u. a., 2015) vorhanden ist, wurde auf Grundlage eines vorhandenen Core Sets
„Geriatrie" der ICF Research Branch eine für diesen Anwendungsfall zugeschnittene
Liste notwendiger ICF-Kategorien entwickelt (ICF Research Branch, Rauch, & Selb,
2012). Hierzu wurden neben dem erwähnten Core Set zudem mehrere Studien zu ICF-
basierten Beschreibungen von Demenz (Muo u. a., 2005) (Hopper, 2007) und ein ICF

Core Set für den speziellen Anwendungsfall im Bereich der Assistiven Technologie für Menschen mit Demenz (Scherer u. a., 2012) herangezogen, um die darin enthaltenen Kategorien einzusehen. Die Auswahl möglicher Kategorien erfolgte aus der vollständigen Liste der ICF, indem diese durchgegangen wurde und die maßgeblichen Kategorien für die Beurteilung der Gesundheitssituation von Menschen mit Demenz im Zusammenhang mit wohnumfeldverbessernden Maßnahmen herausgefiltert wurden. In Kombination mit den wesentlichen baulichen Elementen entstand das Core-Set *„Demenz-Wohnungsanpassung"*. Die methodische Vorgehensweise bei der Erstellung des Kategoriensets wird in den folgenden Kapiteln näher erläutert.

Aufbau des Kategorienpools

Die ICF Research Branch veröffentlicht unter www.icf-core-sets.org ein Formular zur Erzeugung von ICF-basierten Dokumentationsbögen und stellt ICF Core Sets zu unterschiedlichen Gesundheitsproblemen zur Verfügung. Vorhandene Core Sets sind meist in einer kurzen und einer umfassenden Version erhältlich. Die Kurzfassungen bestehen aus bis zu 20 Oberkategorien der ICF und repräsentieren den minimalen Standard zur Beschreibung eines Gesundheitsproblems. Dies erschien für die Erfassung der komplexen Rahmenbedingungen in dem hier angestrebten Umfang nicht ausreichend. Daher wurde als Grundlage für die in diesem Katalog verwendete Liste *„Demenz-Wohnungsanpassung"* das ICF Core Set *„Geriatrie umfassend"* der ICF Research Branch herangezogen. In diesem Vorschlag sind 123 ausgewählte ICF-Kategorien der zweiten Ebene (bspw. *Funktionen der Orientierung* b114) enthalten.

Dieses Set wurde im folgenden Schritt um die detaillierten Kategorien (dritte und teilweise vierte Ebene) der wesentlichen vorgeschlagenen ICF-Kategorien erweitert. So sind z.B. die *Funktionen der Orientierung* (b114) im *„Geriatrie-Set"* bereits aufgeführt. Diese wurden dann um die detaillierten Kategorien *Orientierung zur Zeit* (b1140), *Orientierung zum Ort* (b1141) und *Orientierung zur Person* (b1142) erweitert. Um Ambiguität zu vermeiden wurden den Kodierregeln 3 und 4 von Cieza (siehe Anhang Tab. 17 auf Seite 134) entsprechend die ICF Kategorien mit den Endungen 8 (anders bezeichnet) und 9 (nicht näher bezeichnet) nicht in die Liste integriert.

In der Regel wurde auf die Integration der vierten Ebene verzichtet, da diese einen zu hohen Konkretisierungsgrad aufweist. Die Kategorie *Orientierung zur Person* (b1142) umfasst in der vierten Ebene die Kategorien *Orientierung zur eigenen Person* (b11420) und *Orientierung zu anderen Personen* (b11421). Für die Anwendung in diesem Maßnahmenkatalog wurde eine Beschreibung der dritten Ebene als ausreichend empfunden. Insbesondere im Zusammenhang mit der Wahrnehmungsfähigkeit war jedoch ein sehr spezifischer Konkretisierungsgrad erwünscht, sodass in diesen

Fällen die Kategorien vierter Ebene inkludiert wurden. Dies ist z.B. bei der *Qualität des Sehvermögens* (b2102) der Fall. Hier kann zusätzlich noch in der vierten Ebene zwischen *Lichtempfindung* (b21020), *Farbsehvermögen* (b21021), *Kontrastempfindung* (b21022) und *visueller Bildqualität* (b21023) unterschieden werden.

Das zugrunde gelegte Core Set *„Geriatrie"* ist in Bezug auf mögliche Beeinträchtigungen von Menschen mit Demenz nicht hinreichend präzise. Beispielsweise waren *höhere kognitive Funktionen* (b164) in dem Core Set nicht erfasst. Diese enthalten jedoch wesentliche Aspekte wie abstraktes Denken, komplexe zielgerichtete Verhaltensweisen sowie Entscheidungen über adäquate Verhaltensweisen. Daher wurden im Abgleich mit dem Core Set von Scherer, welches für die Auswahl passender technischer Assistenzsysteme für Menschen mit Demenz entwickelt wurde (Scherer u. a., 2012), zusätzliche für diesen speziellen Anwendungsfall relevante Kategorien aus der Gesamtliste der ICF ergänzt. Grundlage bei der Entscheidung über relevante Bereiche waren in diesem Prozess zudem die Ausführungen zum symptomatischen Bild der Demenz aus der S3-Leitlinie Demenzen (Deutschl & Maier, 2016) und die Vorgehensweise bei der Anwendung der ICF zur Beschreibung des Gesundheitsproblems von Menschen mit Demenz aus mehreren Studien (Muo u. a., 2005) (Hopper, 2007).

Die Ergänzung um die Kategorien resultierte in einer Liste mit **455 Faktoren** in den der ICF definierten Bereichen der Körperfunktionen und –Strukturen, Aktivitäten, Teilhabe und Umweltfaktoren.

Reduzierung des Kategorienpools

Um diese Liste handhabbar zu machen wurde sie nun auf die im Rahmen baulicher Interventionen wesentlichen Kategorien reduziert. Zunächst wurden die Körperstrukturen ausgeschlossen. Die Mehrheit der Körperstrukturen einer Person können im Rahmen der Beratungssituation nicht erfasst werden (bspw. ist die *Struktur des Gehirns* (s110) nur über bildgebende Verfahren ersichtlich) oder können und müssen von den AnwenderInnen aus Gründen der Professionszugehörigkeit oder des Beratungsauftrags nicht beurteilt werden (bspw. *Struktur des Mundes* (S320)). Zudem umfassen die Körperstrukturen keine relevanten Aspekte im Zusammenhang mit Wohnumfeldverbesserung. Aus diesen Gründen werden Körperstrukturen für diesen Katalog nicht erfasst.

In vielen Fällen konnte auf die Kategorisierung der dritten Ebene verzichtet werden. Beispielsweise ist es bei den *Funktionen der Muskelausdauer* (b740) für diesen Katalog und die anvisierte Nutzergruppe ausreichend auf Muskelausdauer im Allgemeinen hinzuweisen und die detailliertere dritte Ebene mit den Kategorien *Ausdauer einzelner*

Muskeln (b7400), *Ausdauer von Muskelgruppen* (b7401) und *Ausdauer aller Muskeln des Körpers* (b7402) nicht zu verwenden.

Somit konnte die Liste in den ICF Bereichen der Körperfunktionen, Aktivitäten und Teilhabe sowie Umweltfaktoren auf **269 Faktoren** reduziert werden. Diese ICF-Kategorien wurden anschließend inklusive der dazugehörigen Definitionen, Einschluss- und Ausschlussvermerken in einer Tabelle aufgenommen.

Erweiterung der Umweltfaktoren

Um die spezifische räumliche Situation für die Maßnahmen zu erfassen ist die Kategorisierung der Umweltfaktoren in der ICF nicht ausreichend konkret. Wohnumfeldverbessernde Maßnahmen bedeuten in der Regel eine Veränderung der strukturellen, baulichen Umgebung und haben vielfältige Veränderungen der räumlichen Umwelt zur Folge. So wird beispielsweise von der Vergrößerung einer Fensteröffnung sowohl die Konstruktion der Wandfläche betroffen als auch die Lichtsituation in dem betroffenen Raum maßgeblich verändert. Die Erfassung der wesentlichen baulichen Faktoren der Umgebung erfolgte auf Grundlage der DIN 276-1 Kosten im Bauwesen, die alle bei Bauprojekten anfallenden Kosten systematisiert (siehe 0 auf Seite 35).

Zunächst wurden aus den insgesamt sieben Kostengruppen der ersten Ebene die für den hier vorliegenden Anwendungsfall nicht relevanten Kostengruppen ausgeschlossen. Alle für bauliche Interventionen im Wohnbereich relevanten Aspekte sind in der Kostengruppe 300 (*Baukonstruktion*), Kostengruppe 400 (*Technische Anlagen*) sowie der Kostengruppe 600 (*Ausstattung und Kunstwerke*) aufgeführt. Um eine präzise Beschreibung der Bauteile zu ermöglichen wurden die Kostengruppen bis in die dritte Gliederungsebene integriert. Aus der Gesamtliste der Kostengruppen wurden jene herausgesucht, welche für eine umfassende Beschreibung aller bei Wohnungsanpassung betroffenen Bauteile benötigt werden. Hierzu wurden zum einen die raumbegrenzenden Bauteile (Wandfläche, Boden, Decke, Dach) und deren Öffnungen (Fenster und Türen) erfasst. Zudem wurden Kostengruppen der technischen Ausstattung (z.B. der Sanitärausstattung) und Möblierung ergänzt.

Kostengruppen zu Unterscheidungsmerkmalen der Konstruktion wurden nicht eingeschlossen. Beispielsweise wurde im Fall der Außenwände nicht unterschieden, ob diese tragend oder nicht-tragend sind (Ebene 3). Da diese Differenzierung für den Anwendungsfall und die Zielgruppe nicht nötig ist, werden Außenwände nur in der zweiten Ebene beschrieben.

Zuletzt wurde die Liste der Kostengruppen nach DIN 276-1 um die Kategorie „*Oberfläche*" erweitert. Dieser Aspekt der Materialbeschaffenheit wird nicht in der DIN 276 erfasst, soll aber als Bestandteil des sinnlichen Erlebens einer Umgebung im Kontext der Mensch-Umwelt-Dialektik berücksichtigt werden. Oberfläche wird hier nicht als bauteilspezifischer Faktor gesehen sondern als Qualitätsaspekt, welcher im Rahmen der Wahrnehmung einer Fläche durch die menschlichen Sinne relevant ist (haptisch, akustisch, olfaktorisch, optisch,...). Insgesamt wurden **25 Umweltfaktoren der Architektur** ergänzt.

Die folgende Abbildung zeigt den Prozess der Erstellung der Liste möglicher Kontextfaktoren für Wohnungsanpassung.

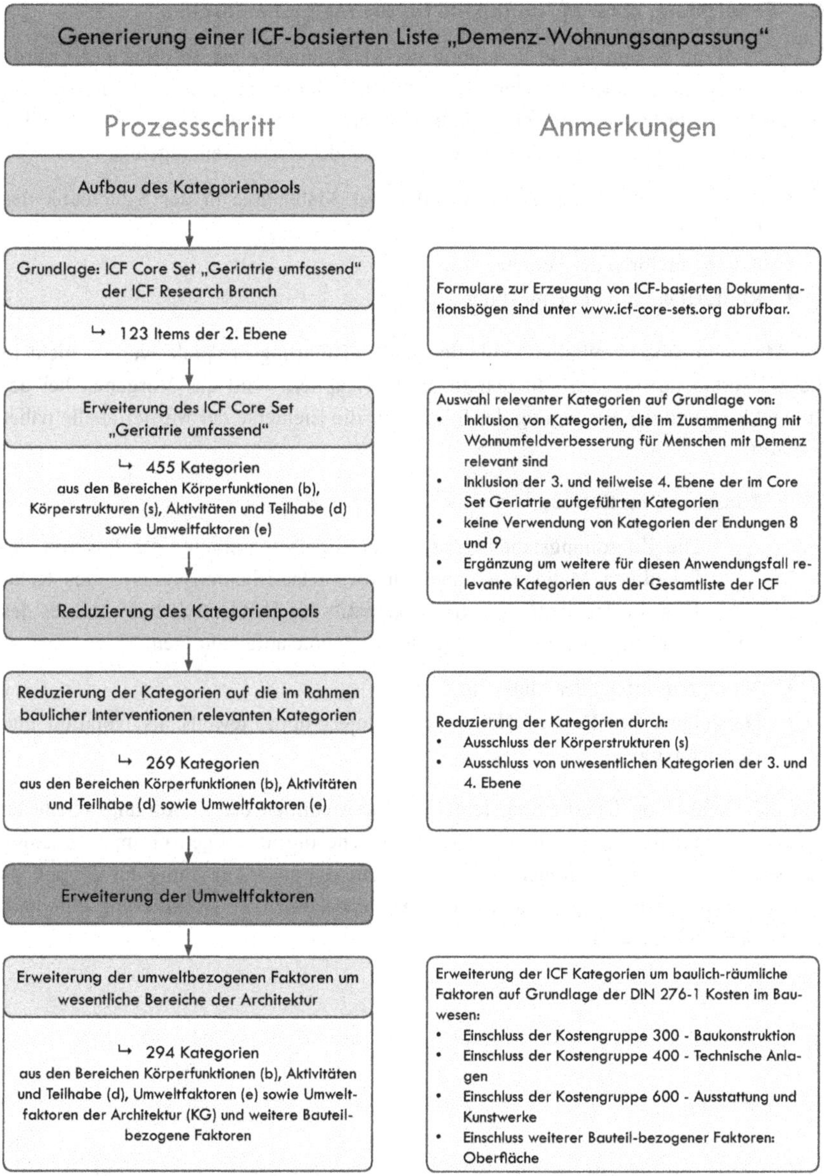

Generierung einer ICF-basierten Liste „Demenz-Wohnungsanpassung"

Prozessschritt

Anmerkungen

Aufbau des Kategorienpools

Grundlage: ICF Core Set „Geriatrie umfassend" der ICF Research Branch

↳ 123 Items der 2. Ebene

Formulare zur Erzeugung von ICF-basierten Dokumentationsbögen sind unter www.icf-core-sets.org abrufbar.

Erweiterung des ICF Core Set „Geriatrie umfassend"

↳ 455 Kategorien
aus den Bereichen Körperfunktionen (b), Körperstrukturen (s), Aktivitäten und Teilhabe (d) sowie Umweltfaktoren (e)

Auswahl relevanter Kategorien auf Grundlage von:
- Inklusion von Kategorien, die im Zusammenhang mit Wohnumfeldverbesserung für Menschen mit Demenz relevant sind
- Inklusion der 3. und teilweise 4. Ebene der im Core Set Geriatrie aufgeführten Kategorien
- keine Verwendung von Kategorien der Endungen 8 und 9
- Ergänzung um weitere für diesen Anwendungsfall relevante Kategorien aus der Gesamtliste der ICF

Reduzierung des Kategorienpools

Reduzierung der Kategorien auf die im Rahmen baulicher Interventionen relevanten Kategorien

↳ 269 Kategorien
aus den Bereichen Körperfunktionen (b), Aktivitäten und Teilhabe (d) sowie Umweltfaktoren (e)

Reduzierung der Kategorien durch:
- Ausschluss der Körperstrukturen (s)
- Ausschluss von unwesentlichen Kategorien der 3. und 4. Ebene

Erweiterung der Umweltfaktoren

Erweiterung der umweltbezogenen Faktoren um wesentliche Bereiche der Architektur

↳ 294 Kategorien
aus den Bereichen Körperfunktionen (b), Aktivitäten und Teilhabe (d), Umweltfaktoren (e) sowie Umweltfaktoren der Architektur (KG) und weitere Bauteilbezogene Faktoren

Erweiterung der ICF Kategorien um baulich-räumliche Faktoren auf Grundlage der DIN 276-1 Kosten im Bauwesen:
- Einschluss der Kostengruppe 300 - Baukonstruktion
- Einschluss der Kostengruppe 400 - Technische Anlagen
- Einschluss der Kostengruppe 600 - Ausstattung und Kunstwerke
- Einschluss weiterer Bauteil-bezogener Faktoren: Oberfläche

Abb. 12 Prozessschritte bei der Erstellung Liste „*Demenz-Wohnungsanpassung*". Eigene Grafik

3.7 Entwicklung einer Mustertabelle für die Maßnahmenseiten

Um ein systematische Erstellung der Maßnahmenseiten zu erleichtern wurde eine Mustertabelle angelegt. Die Mustertabelle enthält jene Strukturelemente, die auf standardisierte Art für eine Maßnahme erfasst werden können. Die folgenden drei Elemente wurden als standardisiert zu erfassender Bestandteil angelegt:

* Zuordnungstabelle, zeigt die Position der Maßnahme in der Systematik des Katalogs
* Kontextfaktoren der Person
* Kontextfaktoren der Umgebung

Die Maßnahmenbeschreibung, Indikation und Ausführungsbeispiele wurden nicht in die Mustertabelle integriert. In den folgenden Kapiteln wird das Vorgehen bei der Entwicklung und der Festlegung der Inhalte für die Elemente der Mustertabelle näher erläutert.

3.7.1 Zuordnung im Katalog

Die Zuordnungstabelle ermöglicht die Beschreibung der Position der jeweiligen Maßnahme innerhalb des Klassifikationssystems des Katalogs. In Anlehnung an die Systematik des Hilfsmittelverzeichnisses des GKV-Spitzenverbandes wurden die folgenden Elemente aufgenommen:

* Nummernstempel der Maßnahme
* Darstellung der Haupt-, Neben- und Untergruppe, jeweils als Notation und Bezeichnung

Um die Gefahr von Übertragungsfehlern beim Ausfüllen der Zuordnungstabelle zu reduzieren wurden Auswahllisten angelegt, welche die jeweiligen Gruppen mit den dazugehörigen Gruppennummern verknüpfen. Die doppelte Auflistung der Gruppe als Notation und Bezeichnung erleichtert den AnwenderInnen die Orientierung innerhalb des Maßnahmenkatalogs.

Nummernstempel	1.04.S04.02
Hauptgruppennummer	1
Hauptgruppe	Mobilität
Nebengruppennummer	1.04
Nebengruppe	Fortbewegen innerhalb des Wohnbereichs
Untergruppennummer	S04
Untergruppe	A01 ł:łertes Sehvermögen/eingeschränkte Kontrastwahrnehmung
Nummer	A02 A03 A04 A05 S01 S02 S03 ✓ S04 S05

Abb. 13 Auszug aus der Mustertabelle: Auswahlliste für die Zuordnungstabelle. Eigene Grafik

3.7.2 Kontextfaktoren

Um die Handhabung der 294 möglichen Kontextfaktoren zu erleichtern wurden diese anhand der Systematik der ICF bzw. der DIN 276-1 strukturiert. Alle Faktoren wurden nach Kapiteln sortiert in einer Tabelle zusammengefasst und die vier Bereiche Körperfunktionen, Aktivitäten, Umweltfaktoren der ICF und bauliche Umweltfaktoren nach DIN 276-1 durch unterschiedliche Farbgebung gekennzeichnet. Für die Mustertabelle wurden in den einzelnen Kapiteln Listen mit Drop-Down Menus angelegt (siehe Abb. 14). Bei der Auswahl der jeweiligen Kategorie (Spalte 2) wird der dazugehörige ICF-Kode bzw. die DIN Kostengruppe (Spalte 1) automatisch generiert. Mit Hinblick auf das Ziel, die Komplexität der veränderbaren Rahmenbedingungen umfassend darzustellen, aber dennoch in der Handhabung praxisnah und übersichtlich anwendbar zu gestalten wurde die Anzahl der maximal möglichen Faktoren für die meisten Kapitel auf 7 Faktoren begrenzt. Bei Kapiteln, die eine sehr lange Auswahlliste haben, wie beispielsweise die mentalen Funktionen und Sinnesfunktionen wurde die maximale Anzahl höher angesetzt (bis zu auf 13 Faktoren).

Kapitel 7 - Neuromuskuloskeletale und bewegungsbezogene Funktionen		Bezug	Anmerkungen
#NV		≑	
#NV	Funktionen der Gelenkbeweglichkeit		
#NV	Funktionen der Gelenkstabilität		
#NV	Funktionen der Beweglichkeit der Knochen		
#NV	Funktionen der Muskelkraft		
#NV	Funktionen des Muskeltonus		
#NV	Funktionen der Muskelausdauer		
	Funktionen der motorischen Reflexe		
Aktivität	Funktionen der unwillkürlichen Bewegungsreaktionen		
	Funktionen der Kontrolle von Willkürbewegungen		
Kapitel 1	Funktionen der unwillkürlichen Bewegungen	zug	Anmerkungen
d160	Unwillkürliche Muskelkontraktionen	*	auf den neuen Kontrastreiz konzentrieren
d175	Tremor	**	Hilfsmittel als solches identifizieren
d177	Funktionen der Bewegungsmuster beim Gehen	**	bewusst für die Nutzung entscheiden

Abb. 14 Exemplarische Darstellung der Auswahlliste für die Maßnahmenseiten anhand des Kapitels 7 der Personenbezogenen Faktoren. Eigene Grafik

Die Kontextfaktoren wurden in der Mustertabelle in vier Spalten aufgeführt. Es wurden jeweils Spalten für die ICF-Kodierung, die ICF-Kategorie, eine Bezugsspalte und eine Anmerkungen-Spalte angelegt. Die nächsten beiden Kapitel erläutern Sinn und Zweck der beiden letztgenannten Spalten und die Vorgehensweise bei der Auswahl der Inhalte für die Anmerkungen-Spalte.

3.7.3 Bezugsspalte

Wohnumfeldverbessernde Maßnahmen entfalten ihre Wirkungsweise vielfach auf mehreren Ebenen. Eine Kontrasterhöhung zur Förderung der Wahrnehmung eines Handlaufs hat z.b. nicht nur die bessere Wahrnehmung des Objektes zur Folge, sondern soll mithilfe der Verbesserung der Wahrnehmung die tatsächliche Nutzung des Objektes fördern. Das wiederum bedeutet für die Erfassung der Kontextbedingungen, dass um das Ziel der Maßnahme (Wahrnehmung ermöglichen und die Nutzung fördern) zu erreichen, die dafür notwendigen Voraussetzungen sowohl im Wirkungsbereich der Wahrnehmung des Objektes als auch in der eigentlichen Nutzung des Objektes erfüllt sein müssen. Um diese beiden Wirkungsebenen getrennt voneinander zu erfassen, wurde die *„Bezugsspalte"* eingeführt. In dieser kann eine Kennzeichnung der Wirkungsebene erfolgen, indem Voraussetzungen für die Maßnahme mit einem Sternchen (*) und Rahmenbedingungen für direkt mit der Maßnahme zusammenhängende Wirkungsebenen mit zwei Sternchen (**) gekennzeichnet werden.

3.7.4 Anmerkungen-Spalte

Die Spalte der Anmerkungen wurde angelegt, da die alleinige Beschreibung der ICF-Kategorien häufig nicht ausreichend spezifisch ist. Die Umweltfaktoren in der ICF sind relativ abstrakt formuliert. Die Kategorie *"Produkte und Technologien"* gliedert sich in unterschiedliche Anwendungsfälle (Produkte für den persönlichen Verbrauch/für Mobilität/zur Kommunikation,...) deren Ausprägungen einen hohen Abstraktionsgrad aufweisen. Wesentlich umfassender und detaillierter werden die Körperfunktionen, Aktivitäten und Teilhabe beschrieben. Die *„Funktion des Sehens"* kann beispielsweise in den Kategorien *„Sehschärfe", „Gesichtsfeld"* und *„Qualität"* erfasst werden, wobei letztere weitere Ausprägungen enthält.

Cieza legt in der dritten Verknüpfungsregel der ICF-Kodierregeln fest, dass zusätzliche Informationen zur entsprechenden ICF Kategorie ergänzt werden können, wenn ein Aspekt in der ICF nicht explizit beschrieben wird (Cieza u. a., 2005). Daher wurden in der Anmerkungen-Spalte bei Bedarf Hinweise zur Beschreibung des konkreten Zusammenhangs oder erläuternde Informationen zu einem Aspekt ergänzt.

THEORETISCHE BEZÜGE FÜR DIE INHALTE DER ANMERKUNGEN-SPALTE

Im Wesentlichen beruhen die Ergänzungen in der Anmerkungen-Spalte auf zwei theoretischen Bezügen. Zur Konkretisierung der Umweltfaktoren wird auf technische Regeln des Baubereichs zurückgegriffen. Die Konkretisierung der Bedeutung der Körperfunktionen im Zusammenhang mit der baulichen Umgebung erfolgt unter der Betrachtung anthropometrischer und ergonomischer Grundsätze.

Technische Regelwerke des Baubereichs

Konkretere Hinweise zu relevanten Umweltbedingungen für wohnumfeldverbessernde Maßnahmen werden mithilfe einiger technischer Regelwerke des Baubereichs gegeben. Diese haben zwar nur Empfehlungscharakter, sind aber insofern relevant, als dass Architekten- und Ingenieursleistungen laut § 633 Abs. 2 BGB frei von Sach- und Rechtsmängeln sein müssen und daher u.a. eine für Werke gleicher Art übliche Beschaffenheit aufweisen müssen (§ 633 Sach- und Rechtsmangel - Bürgerliches Gesetzbuch (BGB)). Vor diesem Hintergrund sind Architekten und Ingenieure verpflichtet, sich bei Bauleistungen an den *„allgemein anerkannten Regeln der Technik"* (a.a.R.d.T.) zu orientieren. Obwohl die Baugesetze den Begriff der a.a.R.d.T. verwenden, ist er nur über Rechtsprechung definiert:

„Anerkannte technische Regeln sind diejenigen Prinzipien und Lösungen, die in der Praxis erprobt und bewährt sind und sich bei der Mehrheit der Praktiker durchgesetzt haben." (Architektenkammer Nordrhein-Westfalen, 2011)

Zu den technischen Regelwerken zählen unter anderem (Architektenkammer Nordrhein-Westfalen, 2011):

• DIN Normen, ISO-Normen (internationale Regelungen) und EN-Normen (europaweite Regeln),
• VDE und VDI Richtlinien und
• Vorschriften der Hersteller zu Produkten.

Auch wenn die genannten technischen Regelwerke keinen Rechtscharakter haben, legen sie Qualitätsstandards im Bauwesen fest. In Bezug auf verschiedene Themenfelder, wie beispielsweise Barrierefreiheit oder Anforderungen an Belichtung können sie ein hilfreicher Orientierungsrahmen sein.

ERGÄNZUNG WESENTLICHER DIN-NORMEN

Auf Grundlage der 84 in diesem Katalog inkludierten Maßnahmen wurde eine Liste mit wesentlichen DIN-Normen erstellt (siehe Tab. 19 im Anhang auf Seite 136). Diese wurden dann bei der betreffenden Maßnahme unter *Handlungsgrundsätze des Architektur- und Bauwesens* (e5152) kodiert und in den Anmerkungen konkreter beschrieben.

Hierbei grenzen die Perspektive und der gesetzliche Auftrag der Zielgruppe (BeraterInnen) den Konkretisierungsgrad dieses Bereichs ein. Der Katalog sollte einen Überblick über die Rahmenbedingungen geben, aber nicht den Anspruch bei den NutzerInnen erwecken, dass sie Architektenleistungen erbringen müssen. Ziel ist es, die AnwenderInnen mit Hinweisen zu den in den Normen festgelegten Qualitätsstandards diskussionsfähig zu machen.

Die wesentlichen Inhalte der enthaltenen DIN-Normen wurden in zusammengefasster Form in den Katalog integriert. Für die vorliegende Entwurfsfassung wurde dies exemplarisch anhand der *DIN 18065 – Gebäudetreppen* in der Einleitung der Nebengruppe Treppensteigen durchgeführt.

Anthropometrische Grunddaten und Grundlagen der Ergonomie für ältere Menschen

Die Normen gehen von einem Durchschnittsmenschen mit typischen Körpermaßen und Fähigkeiten aus. Daher entsprechen die in den technischen Regelwerken definierten Anforderungen nicht zwingend dem tatsächlichen Nutzer einer Maßnahme dieses Katalogs. Insbesondere in Bezug auf Beweglichkeit, Kraft und Muskelausdauer aber auch in Körpergröße und Reichweite unterscheiden sich ältere Menschen teilweise erheblich von dem „*Normmenschen*". Demzufolge ändern sich die Anforderungen an eine nutzergerechte bauliche Umgebung und Ausstattung. Eine gedankenlose, strikte Anwendung von Normen hätte einen vorprogrammierten potentiellen Mis-match zur Folge. Als Gegenpol zu den technischen Regelungen des Baubereichs wurde daher für diesen Katalog ein Kapitel zu anthropometrischen Grundlagen und der ergonomischen Gestaltungsgrundsätzen für ältere Menschen verfasst.

Die Anthropometrie als Lehre der Maßverhältnisse des menschlichen Körpers beschreibt unter anderem die Veränderungen von Körpergröße und Reichweite im Alter. Für diesen Katalog wurden Grunddaten der Körpermaße für die Altersgruppe der 61-65-Jährigen im Vergleich zur Gesamtgruppe der Erwachsenen auf Grundlage der DIN 33402-2 Ergonomie – Körpermaße des Menschen – Teil 2 (DIN Deutsches Institut für Normung e.V., 2005) zusammengestellt. Dabei wurden jeweils die Mittelwerte der Perzentile, getrennt nach Geschlecht erfasst. Diese Übersichten wurden in den Teil III des Katalogs integriert. Ergänzt wurde dieses Kapitel durch Zeichnungen zum Platzbedarf bei Nutzung von Mobilitätshilfen.

Die Ergonomie entstammt ursprünglich der Arbeitsmedizin und beschäftigt sich mit der Wechselwirkung zwischen Mensch, Arbeitsumgebung und Arbeitsgeräten. Entwickelt um die Leistungsfähigkeit des Systems Mensch-Arbeitsumfeld zu erhöhen ist die Ergonomie mittlerweile wesentlicher Referenzrahmen im Universal Design, der Innenarchitektur und des Möbeldesigns. Grundlagen der Ergonomie wurden für diesen Katalog heranzogen, um beispielsweise gut zu greifende Formgebung für Handläufe zu beschreiben.

3.8 Methodisches Vorgehen bei der Kodierung der Kontextbedingungen für die Intervention

Üblicherweise wird bei der Erfassung von ICF-Kategorien aus der Perspektive der Person kodiert (World Health Organization, 2001), d.h. dass alle für das Gesundheitsproblem wesentlichen Faktoren in der jeweiligen Lebenssituation der betroffenen Person systematisch erfasst werden. Dies ist hier weder möglich noch zielführend, da die Erfassung der Kontextfaktoren maßnahmenspezifisch sein soll und weder die individuell betroffene Person noch die baulichen Rahmenbedingungen bekannt sind. Aus diesem Grund wurden die Kontextfaktoren ausgehend von der vorliegenden Maßnahme kodiert. Die mit der Maßnahme zusammenhängenden Anforderungen an die Person, Voraussetzungen für Aktivitäten und potentiell betroffene Bauteile wurden bei der Kodierung der Kontextfaktoren antizipiert. Die Anzahl der Faktoren sollte in ausreichender Menge für die Beschreibung der Kontextbedingungen aufgeführt, aber zugleich auf eine bearbeitbare Menge beschränkt sein. Es sollten jene Faktoren erfasst werden, die für den Nutzer des Katalogs relevant sind, aber gleichzeitig nicht zu tief in Architektur-spezifische Themen eingestiegen. Dennoch sollte ein gewisses Grundwissen zu den baulichen Rahmenbedingungen für die Maßnahme an die Hand geben werden, um die AnwenderInnen diskussions-, handlungs- und entscheidungsfähig zu machen.

Anhand der folgenden Fragen wurde die gezielte Auswahl der personenbezogenen und umweltbezogenen Kontextfaktoren für die einzelne Maßnahme gesteuert:

* Welche körperlichen Voraussetzungen bestehen?
* Zu welchen Aktivitäten muss die Person mit Demenz fähig sein, um gewisse mit der Maßnahme zusammenhängende Handlungen durchzuführen?
* Welche natürlichen und sozialen Umweltbedingungen können den Erfolg der Maßnahme beeinflussen?

- Welche baulichen Voraussetzungen müssen auf Seite der Umgebung berücksichtigt werden?

Zur Beantwortung dieser Fragen wurde für jede Maßnahme in einer separaten Kopie der Mustertabelle beurteilt, welche Rahmenbedingungen in den Bereichen der Körperfunktionen, Aktivitäten, Teilhabe und Umwelt relevant sind. Die Auswahl der Kategorien erfolgt unter Berücksichtigung der standardisierten und anerkannten **Kodierregeln** von Cieza et al. (Cieza u. a., 2005). In der aktualisierten Version der ICF Verknüpfungsregeln sind acht Verknüpfungsregeln beschrieben (siehe Tab. 17 auf Seite 134), von denen die folgenden vier Regeln für diesen Anwendungsfall angemessen sind und zur Anwendung kamen:

1. Bevor mit der Verknüpfung von ICF-Kategorien begonnen wird, muss man über gutes Wissen über das Konzept der ICF verfügen und mit den Kategorien vertraut sein.
2. Jedes wesentliche Konzept wird zu der am besten passenden ICF-Kategorie verlinkt.
3. Verwenden der sogenannten *„anders bezeichnet"* ICF Kategorien vermeiden (Endung 8). Wenn ein Aspekt nicht explizit beschrieben wird, kann dieser als zusätzliche Information zur entsprechenden ICF Kategorie ergänzt werden.
4. Verwenden der sogenannten *„nicht näher bezeichnet"* ICF Kategorien vermeiden (Endung 9).

Zusätzlich dazu wurde bei der Kodierung jeweils der Konkretisierungsgrad gewählt, der zur Maßnahme passt. Daher wurden Maßnahmen, die sich beispielsweise mit Kontrastwahrnehmung beschäftigen in den Bereichen der Sehfunktionen präziser kodiert als jene, bei denen Sehen zwar eine Rolle spielt, aber nicht Ausgangslage für die Wahl der Maßnahme ist. Priorität lag auf der Praktikabilität bei der Anwendung des Katalogs. Daher wurde bei der Auswahl der Kontextfaktoren darauf geachtet, die personen- und umweltbezogenen Faktoren in ausreichender Weise, aber nicht zu detailliert zu beschreiben. Je Bereich sind bis zu 13 Felder vorgehalten, die Auswahl wurde aber in der Regel auf höchstens sechs Kategorien beschränkt.

Die Vermerke in der Bezugsspalte wurden für die in unmittelbarem Zusammenhang mit der Maßnahme stehenden Rahmenbedingungen mit einem Sternchen (*), für die erweiterte Wirkungsebene der Maßnahmen betreffende Faktoren mit zwei Sternchen (**) aufgeführt. Weitere wesentliche Hinweise wurden im Bedarfsfall freitextlich in der Anmerkungen-Spalte der Tabelle eingetragen.

3.8.1 Kodierung der personenbezogenen Faktoren

Personenbezogene Faktoren beschreiben den individuellen Lebenshintergrund einer Person und umfassen eine Vielzahl an Körperfunktionen wie unter anderem physische Faktoren, mentalen Faktoren und andere Gesundheitsfaktoren. Weiterhin können Fähigkeiten in den Bereichen der Aktivitäten und Teilhabe eine potentiell hemmende oder fördernde Wirkung auf das Gesundheitsproblem haben. Die folgende Tabelle zeigt die Kapitel der möglichen personenbezogenen Faktoren aus der Liste *„Demenz-Wohnungsanpassung"*.

Tab. 7 Kapitel der ICF-basierten Liste personenbezogener Faktoren. Eigene Darstellung

Personenbezogene Faktoren	
Körperfunktionen	
Kapitel 1 - Mentale Funktionen	
Kapitel 2 - Sinnesfunktionen und Schmerz	Physiologische Funktionen von Körpersystemen (einschließlich psychologischer Funktionen)
Kapitel 3 - Stimm- und Sprechfunktionen	
Kapitel 5 - Funktionen des Verdauungs-, Stoffwechsel- und des endokrinen Systems	
Kapitel 6 - Funktionen des Urogenital- und reproduktiven Systems	
Kapitel 7 - Neuromuskuloskeletale und bewegungsbezogene Funktionen	

Aktivitäten und Partizipation	
Kapitel 1 - Lernen und Wissensanwendung	Eine Aktivität ist die Durchführung einer Aufgabe oder Handlung, Partizipation ist das Einbezogensein in eine Lebenssituation
Kapitel 2 - Allgemeine Aufgaben und Anforderungen	
Kapitel 3 - Kommunikation	
Kapitel 4 - Mobilität	
Kapitel 5 - Selbstversorgung	
Kapitel 6 - Häusliches Leben	
Kapitel 7 - Interpersonelle Interaktionen und Beziehungen	

Die aufgeführten Faktoren sollten maßnahmenspezifisch sein. Daher wurde darauf verzichtet, allgemeingültige Kategorien in den Maßnahmenseiten zu kodieren. Beispielsweise können finanzielle Voraussetzungen die Möglichkeiten zur Durchführung kostenintensiver Maßnahmen begrenzen. In Anbetracht der anvisierten Anwendung dieses Katalogs wurde davon ausgegangen, dass ein Großteil der betroffenen Menschen mit Demenz über einen anerkannten Pflegegrad verfügt und somit auf Antrag

Zuschüsse zu wohnumfeldverbessernden Maßnahmen erhalten kann. Weiterhin können KfW-Kredite für den altersgerechten Umbau des Wohnraums in Anspruch genommen werden. Beide Faktoren könnten im Kapitel 5 unter *Dienst, Systeme und Handlungsgrundsätze* kodiert werden. Allerdings sind diese Rahmenbedingungen zwar sicherlich nicht unerheblich, aber auch nicht maßnahmenspezifisch. Daher wurde auf die Kodierung dieser Aspekte verzichtet.

Wesentliche maßnahmenübergreifende Aspekte betreffen sechs Kategorien aus dem Entwurf der DGSMP für personenbezogene Faktoren. Die oben genannten finanziellen Rahmenbedingungen können im Rahmen der Beurteilung der *finanziellen Situation* (i525) erfasst werden. Mögliche Unterstützung durch Angehörige, die in ihrer Freizeit unentgeltlich bauliche Veränderungen an der häuslichen Umgebung vornehmen können unter i510 (*Einbindung in das direkte familiäre und soziale Umfeld*) kodiert werden. Vier weitere Faktoren, die im Zusammenhang mit Wohnumfeldverbesserung relevant sein können wurden aus dem Vorschlag der DGSMP für personenbezogene Faktoren entnommen. Die folgende Tabelle zeigt maßnahmenübergreifende Faktoren, welche generell in der Beratungssituation unabhängig von der Intervention erfasst werden sollten. Die dort aufgeführten Faktoren sind in der Liste möglicher Kontextbedingungen der Einzelmaßnahmen nicht enthalten und werden in den Maßnahmentabellen nicht separat kodiert.

Tab. 8 Maßnahmenunabhängig relevante personenbezogene Faktoren. Eigene Darstellung

Personenbezogene Faktoren aus dem Entwurf der DGSMP (Deutschen Gesellschaft für Sozialmedizin und Prävention)	
Kapitel 2	**Physische Faktoren**
i210	Faktoren des Körperbaus
i2100	Körpermaße
i2101	Körperform
Kapitel 5	**Lebenslage und sozioökonomische/kulturelle Faktoren**
i510	Einbindung in das direkte familiäre und soziale Umfeld
i515	Wohnsituation
i525	Finanzielle Situation

Die Auswahl der Kontextfaktoren bei der jeweiligen Maßnahme erfolgte im Wesentlichen auf Grundlage der Beschreibung der Maßnahme und der Indikation. Die gewünschte Wirkungsweise und die Indikation geben Hinweise zu notwendigen Voraussetzungen für die Intervention. So sind beispielsweise bei Maßnahmen, die aufgrund von reduziertem Sehvermögen ergriffen werden können *Funktionen des Sehens* (b210) zu kodieren. Darüberhinaus können diese dem Bedarfsfall der jeweiligen Maßnahme entsprechend konkretisiert werden. So können *Einschränkungen des Gesichtsfelds* (b2101) bei der Installation von Hinweisschildern eine Rolle spielen, da diese innerhalb des im üblichen Bewegungsablauf sichtbaren Bereichs liegen müssen.

3.8.2 Kodierung der umweltbezogenen Faktoren

Zur Kodierung der umweltbezogenen Faktoren wurden zum einen die Umweltfaktoren der ICF und zum anderen die baulich-räumliche Umgebung Anhand der DIN 276-1 erfasst. Die Umweltfaktoren der ICF kodieren unter anderem Produkte, Umweltgegebenheiten der natürlichen, baulichen und sozialen Umwelt sowie Dienste und Systeme von Architektur, Gesundheitswesen oder Politik. In den Umweltfaktoren der DIN 276-1 findet die baulich-räumliche Umgebung mit Bauteilen, Materialeigenschaften oder statischen Voraussetzungen Berücksichtigung. Die nachfolgende Tabelle zeigt die Kapitel der Umweltfaktoren.

Tab. 9   Kapitel der ICF-basierten Liste umweltbezogener Faktoren und der Umweltfaktoren auf Grundlage der DIN 276-1. Eigene Darstellung

Umweltbezogene Faktoren	
Umweltfaktoren der ICF	Bilden die materielle, soziale und einstellungsbezogene Umwelt, in der Menschen leben und ihr Dasein erfüllen
Kapitel 1 - Produkte und Technologien	
Kapitel 2 - Natürliche und vom Menschen veränderte Umwelt	
Kapitel 3 - Unterstützung und Beziehungen	
Kapitel 4 - Einstellungen	
Kapitel 5 - Dienste, Systeme und Handlungsgrundsätze	
DIN 276-1 Kosten im Bauwesen	Konstruktion der raumbegrenzenden Bauteile, technische Anlagen, bewegliche Ausstattungsgegenstände sowie Oberflächenqualitäten
Kostengruppe 300: Bauwerk - Baukonstruktionen	
Kostengruppe 400: Bauwerk - Technische Anlagen	
Kostengruppe 600: Ausstattung und Kunstwerke	
Weitere Umweltfaktoren	

Die Wahl der wesentlichen Faktoren für die Maßnahmen erfolgte im Bereich der räumlich-baulichen Umgebungsaspekte unter Betrachtung der von einer Maßnahme betroffenen Bauteile und Objekte. Dabei wurden sowohl die bei einer Maßnahme direkt betroffenen Bauteile als auch angrenzende Bauteile berücksichtigt.

Die Umweltfaktoren der ICF wurden für die Beschreibung der gebauten Umwelt herangezogen. Diese Kategorien beschreiben Qualitätsaspekte der Mensch-Umwelt-Beziehung. Es werden Umgebungsfaktoren erfasst, die im Zusammenhang mit der Maßnahme einen Einfluss auf die betroffene Person haben. So werden beispielsweise Hilfsmittel, die im Zusammenhang mit einer Maßnahme stehen im Kapitel 1 unter *Produkte und Technologien* kodiert. Ebenso finden Aspekte der *Lichtqualität* Berücksichtigung. Diese sind im Zusammenhang mit Kontrastherstellung besonders relevant.

UMGANG MIT SICH ÜBERSCHNEIDENDEN KATEGORIEN

Am Beispiel Licht lässt sich gut erläutern, wie sich die umweltbezogenen Faktoren der ICF von den Umweltfaktoren der DIN unterscheiden. Die DIN klassifiziert das Bauteil, so gehören beispielsweise Fenster in die Kostengruppe 300 *„Baukonstruktion".* Licht ist aber auch im Kapitel 2 *„Natürliche und vom Menschen veränderte Umwelt"* der ICF kodiert.

Für die passende Kodierung wird beurteilt, welcher Aspekt von Licht bei der Maßnahme relevant ist. Soll beispielsweise eine Fensteröffnung vergrößert werden, so geht es um bauliche Aspekte und es wird in der Kostengruppe 334 *Außentüren und Fenster* kodiert. Geht es hingegen um die Lichtsituation, wie beispielsweise bei Maßnahmen zur Minimierung von Sturzrisiken in Treppenräumen durch Erhöhung der Lichtintensität, werden die Kategorien e240 *Licht,* bzw. für eine präzisere Beschreibung e2400 *Lichtintensität* kodiert.

3.9 Zusammenfassung

Der Katalog gliedert sich in drei Teile. Im ersten Teil sind wesentliche Grundlagenkenntnisse zu Wohnungsanpassung für Menschen mit Demenz zusammengefasst. Hauptteil des Katalogs sind die Maßnahmenseiten, welche entsprechend der acht Lebensbereiche gegliedert werden. Der dritte Teil des Katalogs enthält Informationen zur Umweltwahrnehmung und daraus abgeleitete allgemeine Gestaltungsempfehlungen.

Das hierarchische Klassifikationssystem der Maßnahmen beruht auf den im Begriff der Pflegebedürftigkeit geprägten acht Lebensbereichen und dazugehörigen Aktivitäten des täglichen Lebens. Diese beiden Elemente stellen die erste und zweite Ebene. In der dritten Ebene werden demenzspezifische Problemlagen erfasst. Die Notation ermöglicht als teilsprechendes Nummernsystem eine eindeutige Bezeichnung und Positionierung jeder Maßnahme innerhalb der Klassifikationsstruktur.

Die Maßnahmenseiten enthalten die folgenden Elemente: Zuordnungstabelle, Beschreibung der Maßnahme, Indikation, Kontextfaktoren und Ausführungsbeispiele zur Veranschaulichung. Eine excelbasierte Mustertabelle unterstützt bei der Erfassung der Kontextfaktoren, indem die möglichen Faktoren aus dem für den Katalog entwickelten Core Set *„Demenz Wohnungsanpassung"* systematisch aufbereitet sein. Der Kodiervorgang der personen- und umweltbezogenen Faktoren erfolgt unter Berücksichtigung der Beschreibung und Zielsetzung einer Maßnahme mithilfe einer Auswahl standardisierter Kodierregeln nach Cieza. Bezugs- und Anmerkungen-Spalten ermöglichen eine detaillierte Beschreibung des Wirkungszusammenhangs von Maßnahme und Kontextvariable.

4 Ergebnis

Die folgenden Kapitel geben einen Überblick über die Strukturelemente des Maßnahmenkatalogs. Es werden die Gliederung, das Inhaltsverzeichnis, die systematische Klassifikation und Notation der Maßnahmen und der schematische Aufbau der unterschiedlichen Katalogseiten vorgestellt. Zudem werden die Bereiche der Kontextfaktoren und der Umgang damit erläutert.

4.1 Gliederung des Maßnahmenkatalogs

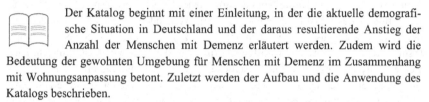 Der Katalog beginnt mit einer Einleitung, in der die aktuelle demografische Situation in Deutschland und der daraus resultierende Anstieg der Anzahl der Menschen mit Demenz erläutert werden. Zudem wird die Bedeutung der gewohnten Umgebung für Menschen mit Demenz im Zusammenhang mit Wohnungsanpassung betont. Zuletzt werden der Aufbau und die Anwendung des Katalogs beschrieben.

Der Maßnahmenkatalog ist in drei Abschnitte gegliedert.

TEIL I – EINFÜHRUNG

Der erste Teil des Katalogs macht die AnwenderInnen mit den wesentlichen Themen vertraut, die ihnen im Teil II – den Maßnahmenseiten – begegnen werden.

Im ersten Teil werden zunächst grundlegende Begriffe definiert. Dieser Teil vermittelt wesentliche Grundlagenkenntnisse zum Themenbereich der **wohnumfeldverbessernden Maßnahmen für Menschen mit Demenz**. Neben gesetzlichen und allgemeinen Informationen zu Wohnumfeldverbesserung und dem **Einfluss der räumlichen Umgebung** auf das Wohlbefinden und die Leistungsfähigkeit einer Person mit Demenz wird die spezifische Bedeutung der **personen- und umweltbezogenen Kontextfaktoren** für die Wahl, Planung und Durchführung von wohnumfeldverbessernden Maßnahmen betont. In diesem Kapitel werden die AnwenderInnen mit der Systematik der ICF vertraut gemacht, um damit in den Maßnahmenseiten sicher umzugehen. Weiterhin werden **typische Einschränkungen bei einer Demenz** und altersbedingte Veränderungen gegenübergestellt und die resultierenden **demenzspezifischen Problemlagen** beschrieben. Die Problemlagen von Menschen mit Demenz unterscheiden sich teilweise von *„typischen"* Alterungsprozessen und werden in dem Katalog in objektiv wahrnehmbare Anzeichen und subjektiv von der betroffenen Person erlebbare Symptome unterschieden. Zuletzt wird das **Analyseinstrument** zur Bewertung der Passung wohnumfeldverbessernder Maßnahmen zu demenzspezifischen Bedarfen vorgestellt.

© Springer Fachmedien Wiesbaden GmbH, ein Teil von Springer Nature 2019
C. Naumann, *Wohnumfeldverbesserungen für Menschen mit Demenz*,
Best of Pflege, https://doi.org/10.1007/978-3-658-24754-6_5

Es gibt einen Überblick über die Haupt- und Nebengruppen, in denen bereits belastbare Studienergebnisse zu wohnumfeldverbessernden Maßnahmen vorliegen.

TEIL II – WOHNUMFELDVERBESSERNDE MAßNAHMEN FÜR MENSCHEN MIT DEMENZ

Den Hauptteil (Teil II) des Kataloges bilden die **Maßnahmenseiten**. Diese sind nach den sechs Lebensbereichen und zwei zusätzlichen Bereichen (**Hauptgruppen**) in Anlehnung an den neuen Begriff der Pflegebedürftigkeit aus dem SGB XI kategorisiert. Der Aufbau der **acht Kapitel** im Maßnahmenteil des Katalogs stellt sich wie folgt dar:

Zunächst erfolgt in der **Kapiteleinleitung** für jede Hauptgruppe (bspw. Mobilität) eine **Definition des Lebensbereichs** und der damit verbundenen spezifischen Bedeutung des Tätigkeitsbereichs für Menschen mit Demenz. Darauf folgt für jede Nebengruppe (bspw. Treppensteigen) eine **Kapiteleinleitung** mit theoretischen Ausführungen. Hier werden beispielsweise wesentliche bauliche, gestalterische und räumliche Grundlagen für alle Maßnahmen in dieser Nebengruppe erläutert und durch allgemeine Hinweise ergänzt. Die hier verorteten Ausführungen gelten – soweit nicht in den Maßnahmen anders vermerkt – für alle zugehörigen Maßnahmen. Jede Nebengruppe verfügt über eine **Übersicht**, in der alle in dieser Nebengruppe enthaltenen Maßnahmen grafisch aufbereitet sind.

Darauf folgen die einzelnen Maßnahmenseiten, auf denen die möglichen Interventionen anhand von einheitlichen Kriterien beschrieben werden. Die Maßnahmenseiten verfügen über einen standardisierten Aufbau (siehe Kapitel 4.4 ab Seite 76) und sind in alphabetisch-numerischer Reihenfolge der Notation sortiert. Diese Sortierung entspricht der Reihenfolge der Maßnahmen in den Übersichtstabellen.

TEIL III – ÜBERGREIFENDE THEMEN

Teil III behandelt grundlegende **theoretische Inhalte zu baulichen und wahrnehmungsbezogenen Themen**, die im Zusammenhang mit Wohnumfeldverbesserung stehen. Die maßnahmenübergreifenden Kapitel ergänzen die **umweltbezogenen und personenbezogenen Voraussetzungen**. Wie bereits erläutert bestimmt die Perspektive der AnwenderInnen des Katalogs die Detailtiefe der enthaltenen Themen. Zur Erläuterung der umweltbezogenen Anforderungen werden Themen wie **Material und Oberfläche** sowie wesentliche **technische Regelwerke** des Baubereichs zusammengestellt. Für die Berücksichtigung der personenbezogenen Faktoren wird insbesondere die **Mensch-Umwelt-Interaktion** behandelt und Informationen zu Gestaltungsgrundsätzen wahrnehmungsbezogener Themen aufgeführt (**Farbe und Kontrast, Licht und Beleuchtung**). Ein weiterer Aspekt ist die Betrachtung des **Menschen in seiner**

Körperlichkeit, dessen Veränderung im Alter und die daraus resultierenden Anforderungen an eine ergonomische Gestaltung der Umgebung für ältere Menschen.

Zuletzt werden die im Katalog verwendeten **Quellen und Literaturempfehlungen** aufgeführt. Im Anhang des Katalogs befindet sich eine komplette Zusammenstellung der verwendeten ICF-/ bzw. DIN-Kodierungen der **Liste** *„Demenz-Wohnungsanpassung"*. Diese enthält die ICF-/ bzw. DIN-Kodes, dazugehörige Definitionen sowie Ein- und Ausschlussvermerke aller im Katalog verwendeten Kategorien.

4.2 Inhaltsverzeichnis des Maßnahmenkatalogs

Das Inhaltsverzeichnis des Katalogs ist entsprechend der Gliederung in drei Abschnitte unterteilt. Der erste und dritte Teil sind in der folgenden Langfassung des Inhaltsverzeichnisses vollständig aufgeführt. Im Teil II, den Maßnahmenseiten, sind zur Erläuterung der Systematik exemplarische Maßnahmen in den Nebengruppen 1.04 und 1.05 aufgeführt.

Das Inhaltsverzeichnis zeigt alle Kapitel, die in der Klassifikationsstruktur enthalten sind. Da zum derzeitigen Zeitpunkt nicht zu allen Haupt- und Nebengruppen wohnumfeldverbessernde Maßnahmen verfügbar sind, werden leere Kapitel im Inhaltsverzeichnis zwar aufgeführt, aber mit *„nicht belegt"* gekennzeichnet. Die Schätzung der Seitenzahlen bezieht sich auf die aktuell für den Katalog verfügbaren 84 Maßnahmen. Die Hochrechnung der Seitenzahlen erfolgte unter Zugrundelegung des Umfangs bereits enthaltener exemplarischer Maßnahmenseiten. *„Nicht belegte"* Haupt- und Nebengruppen erhalten keine Seitenzahlen.

Die folgenden Abbildungen (Abb. 15 - Abb. 17) illustrieren die Langfassung des Inhaltsverzeichnisses. In dieser Fassung führt sämtliche mögliche Haupt- und Nebengruppen auf.

INHALTSVERZEICHNIS

Einleitung 1
Aufbau und Anwendung dieses Katalogs 3

TEIL I – EINFÜHRUNG 5
Wohnumfeldverbessernde Maßnahmen für Menschen mit Demenz 6
Kontextfaktoren der Person und Umwelt 7
Typische Einschränkungen bei Demenz 9
Demenzspezifische Problemlagen 10
Das Analyseinstrument 11

TEIL II – MASSNAHMENKATALOG 12
1 Mobilität 13
1.01 Positionswechsel im Bett *nicht belegt*
1.02 Halten einer stabilen Sitzposition *nicht belegt*
1.03 Umsetzen *nicht belegt*
1.04 Fortbewegung innerhalb des Wohnbereichs 15
Übersicht über mögliche Maßnahmen zur Förderung der selbständigen Fortbewegung innerhalb des Wohnbereichs 17
1.04.S04.02 Kontrastierende Farbe zum Hintergrund für Stützhilfen, Haltegriffe, Geländer und Türgriffe 18
15 weitere Maßnahmen 22-64
1.05 Treppensteigen 67
Übersicht über mögliche Maßnahmen zur Förderung des Treppensteigens 72
1.05.A02.01 Treppenschutzgitter an Kopf- und Fußpunkt der Treppe anbringen 73
1.05.S04.01 Farbige, reflektierende und rutschhemmende Streifen auf Treppenstufe anbringen 77
6 weitere Maßnahmen 80-95
2 Kognitive und kommunikative Fähigkeiten 98
2.01 Erkennen von Personen aus dem näheren Umfeld *nicht belegt*
2.02 Örtliche Orientierung 100
Übersicht über mögliche Maßnahmen zur Förderung der örtlichen Orientierung 102
2.02.S02.01 und 7 weitere Maßnahmen 103-124
2.03 Zeitliche Orientierung *nicht belegt*
2.04 Erinnern an wesentliche Ereignisse oder Beobachtungen *nicht belegt*
2.05 Steuern von mehrschrittigen Alltagshandlungen *nicht belegt*
2.06 Treffen von Entscheidungen im Alltag *nicht belegt*
2.07 Verstehen von Sachverhalten und Informationen *nicht belegt*
2.08 Erkennen von Risiken und Gefahren 127
Übersicht über mögliche Maßnahmen zur Unterstützung des Erkennens von Risiken und Gefahren 129
2.08.A05.01 und 3 weitere Maßnahmen 130-139
2.09 Mitteilen von elementaren Bedürfnissen *nicht belegt*
2.10 Verstehen von Aufforderungen *nicht belegt*
2.11 Beteiligen an einem Gespräch *nicht belegt*
3 Verhaltensweisen und psychische Problemlagen 142
3.01 Motorisch geprägte Verhaltensauffälligkeiten 144

Abb. 15 Inhaltsverzeichnis des Katalogs in der Langfassung. Eigene Grafik

Abb. 16 Inhaltsverzeichnis des Katalogs in der Langfassung (Fortsetzung). Eigene Grafik

Abb. 17   Inhaltsverzeichnis des Katalogs in der Langfassung (Fortsetzung). Eigene Grafik

4.3 Systematik des Klassifikationsschemas des Katalogs und Notation der Maßnahmen

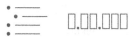 Das Klassifikationsschema des Katalogs beruht auf einer hierarchischen Systematik und beschreibt die Maßnahmenzugehörigkeit in drei Ebenen. Die erste Ebene umfasst in acht Hauptgruppen die im § 14 SGB XI festgelegten Lebensbereiche. In der zweiten Ebene werden die Maßnahmen einer der bis zu 16 Nebengruppen zugeordnet. Diese Ebene beinhaltet die in den vom GKV-Spitzenverband veröffentlichten Richtlinien zum Verfahren der Feststellung von Pflegebedürftigkeit festgelegten Aktivitäten des täglichen Lebens. In der dritten Ebene – den Untergruppen – erfolgt die Zuordnung der Maßnahmen zu den demenzspezifischen Problemlagen. Die Einzelmaßnahmen in der Untergruppe erhalten eine fortlaufende Nummerierung.

Die vierstellige Notation ist semantisch und besteht aus einer einstelligen Zahl für die Kennzeichnung der Hauptgruppe, einer zweistelligen Zahl für die Nebengruppe, einem alphanumerischen Kode zur Beschreibung der Untergruppe und einer zweistelligen Zahl als fortlaufende Nummerierung der Maßnahmen. Die vierstellige Ebenen-Kette wird durch einen Punkt als Trennzeichen optisch voneinander separiert. Der Punkt enthält keine Information, sondern dient ausschließlich zur Strukturierung der Notation. Mithilfe dieser Notation kann jede Maßnahme eindeutig innerhalb der Systematik des Katalogs positioniert werden. Die nachfolgende Tabelle erläutert das Klassifikationsschema:

Tab. 10   Klassifikationsschema des Katalogs für wohnumfeldverbessernde Maßnahmen. Eigene Darstellung

•	1.	01.	A01.	01	ERLÄUTERUNG
	1-8				**Hauptgruppe 1-8, z.B. Mobilität** Angelehnt an sechs Lebensbereiche/zwei weitere Bereiche aus §14 SGB XI
		01-16			**Nebengruppe 01-16, z.B. Treppensteigen** Die Definition der Nebengruppen erfolgt in Anlehnung an die Items aus dem Neuen Begutachtungsassessment zur Beurteilung der Pflegebedürftigkeit. Jede Hauptgruppe ist mit einer unterschiedlichen Anzahl an Nebengruppen belegt, bisher maximal 16; in dieser Systematik auf maximal 99 erweiterbar.
			A01-A05 S01-S05		**Untergruppe A01-A05, S01-S05, z.B. Wahrnehmungsschwierigkeiten** Die Untergruppe klassifiziert die Maßnahmen nach Anzeichen (A) und Symptomen (S) der Demenz. Bisher sind jeweils 05 Kriterien festgelegt und mit Maßnahmen belegt.
				01-99	**Fortlaufende Nummerierung der Maßnahmen** Die Maßnahmen werden - für jede neu angefangene Untergruppe bei 01 beginnend - fortlaufend nummeriert.

Das nachfolgende Beispiel illustriert das Klassifikationsschema des Katalogs. Der Notation der Maßnahme **1.04.S02.01** kann die folgende Ebenenzugehörigkeit entnommen werden:

1	→ Hauptgruppe	→	Mobilität
04	→ Nebengruppe	→	Fortbewegung im Wohnbereich
S02	→ Untergruppe	→	Wahrnehmungsschwierigkeiten
01	→ Intervention	→	fortlaufende Nummer der Maßnahme

4.3.1 Erste Ebene: Hauptgruppen

Der Katalog gliedert sich in Anlehnung an den Begriff der Pflegebedürftigkeit (§14) des SGB XI in acht Hauptgruppen. Zum derzeitigen Zeitpunkt sind die Hauptgruppen fünf und sieben im Zusammenhang mit baulichen Interventionen nicht relevant und nicht mit Maßnahmen belegt. In der Struktur des Katalogs sind sie jedoch aufgeführt, um zu einem späteren Zeitpunkt bei Bedarf mit Maßnahmen hinterlegt werden zu können. Die Hauptgruppen werden mit einstelligen römischen Ziffern kodiert.

Hauptgruppen 1-8

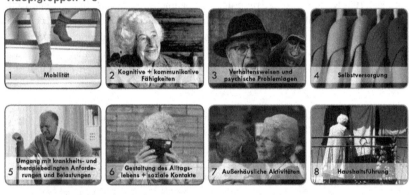

Abb. 18 Nummerierung und Bezeichnung der Hauptgruppen. Eigene Grafik

4.3.2 Zweite Ebene: Nebengruppen

Die Nebengruppen des Katalogs konkretisieren die Maßnahmen innerhalb der Hauptgruppen nach Handlungsbereichen und sind auf Grundlage der Aktivitäten und Fähigkeiten gebildet, wie sie in den Modulbeschreibungen der Richtlinien zum Verfahren zur Feststellung der Pflegebedürftigkeit aufgeführt sind. Jede Hauptgruppe ist mit einer unterschiedlichen Anzahl von Nebengruppen belegt. Insgesamt sind maximal 16 Ausprägungen in den Nebengruppen möglich. Daher wird in der zweiten Ebene eine zweistellige römische Ziffernfolge zur Kodierung verwendet. Die Nebengruppen beginnen innerhalb jeder Hauptgruppen bei 01. Für eine eindeutige Bezeichnung der Nebengruppe wird bei der Kodierung die Ziffer der dazugehörigen Eltern-Notation der Hauptgruppe vorangestellt. Haupt- und Nebengruppe müssen stets zusammen gelesen werden, da ansonsten keine eindeutige Zuordnung der Nebengruppen möglich wäre. Die Systematik der zweiten Ebene ist im Folgenden exemplarisch anhand der ersten Hauptgruppe dargestellt, die weiteren Hauptgruppen sind im Anhang beigefügt (siehe Abb. 38 bis Abb. 44 auf Seite 137-139).

Hauptgruppe   **Nebengruppe**

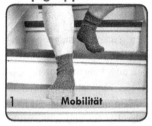

1.01   Positionswechsel im Bett
1.02   Halten einer stabilen Sitzposition
1.03   Umsetzen
1.04   Fortbewegen innerhalb des Wohnbereichs
1.05   Treppensteigen

Abb. 19   Nummerierung und Bezeichnung der Nebengruppen für die Hauptgruppe 1: Mobilität. Eigene Grafik

4.3.3 Dritte Ebene: Untergruppen

Die Untergruppen kodieren die demenzspezifischen Bedarfe. Die inkludierten Bedarfe sind dem Analyseinstrument entnommen und gliedern sich in zwei Wahrnehmungs-ebenen: Anzeichen und Symptome. Die Wahrnehmungsbereiche werden durch einen alphanumerischen Kode gekennzeichnet. Durch die Großbuchstaben A = Anzeichen bzw. S = Symptom erfolgt die Zuordnung zur Wahrnehmungsebene und eine zweistel-lige römische Ziffer kodiert den Definitionsbereich. Beide Ebenen haben jeweils fünf Definitionsbereiche, die wie folgt klassifiziert werden:

Untergruppe   **Definitionsbereich**

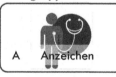

A01   Körperliche Beeinträchtigungen
A02   Sturzrisiken
A03   Umherwandern
A04   Eingeschränkte Koordination/Feinmotorik
A05   Selbst- und Fremdgefährdendes Verhalten

Untergruppe	Definitionsbereich		
S Symptome	S01	Orientierungsschwierigkeiten	
	S02	Wahrnehmungsschwierigkeiten	
	S03	Ängste	
	S04	Reduziertes Sehvermögen/ eingeschränkte Kontrastwahrnehmung	
	S05	Verwirrtheit	

Abb. 20   Nummerierung und Bezeichnung der Untergruppen: Anzeichen und Symptome. Eigene Grafik

4.3.4 Ebene der Maßnahmen

Die wohnumfeldverbessernden Maßnahmen werden den entsprechenden Haupt-, Neben- und Untergruppen zugeordnet und mit römischen zweistelligen Ziffern fortlaufend kodiert. Dabei beginnt die Nummerierung für jede neu angefangene Untergruppe erneut bei 01. Die ermöglicht ein späteres Hinzufügen von Maßnahmen innerhalb jeder Untergruppe, ohne die darauffolgenden Maßnahmen neu nummerieren zu müssen. Die Notation einer Einzelmaßnahme wird aus den darüber liegenden hierarchischen Ebenen abgeleitet. Indem an die zugehörige „Ebenen-Kette" eine fortlaufende Nummer (01-99) angefügt wird ergibt sich für jede Maßnahme eine eindeutige Bezeichnung. Die einzelnen Ebenen werden durch Punkte optisch separiert. Dieser Nummernstempel wird zur eindeutigen Bezeichnung einer Maßnahme sowohl in den Übersichtstabellen als auch in der Zuordnungstabelle der Maßnahmenseiten vermerkt. Sollten Maßnahmen im Einzelfall mehreren Ebenen zuzuordnen sein – bisher ist dies nicht der Fall – kann dies in einer digitalen Version über Verknüpfungen zu weiteren Ebenen erfolgen.

4.4 Schematischer Aufbau einer Maßnahmenseite

 Die Maßnahmenseiten enthalten die folgenden Elemente, die eine umfassende Beschreibung der baulichen Intervention ermöglichen:

- Bezeichnung der Maßnahme
- Zuordnung innerhalb der Systematik des Katalogs
- Detaillierte Beschreibung der Maßnahme, ggf. Warnhinweise und Querverweise zu allgemeinen Kapiteln im Katalog
- Indikation
- Relevante personen- und umweltbezogene Kontextfaktoren
- Ausführungsbeispiele

Die folgende Abbildung zeigt den schematischen Aufbau der Maßnahmenseiten und beschreibt die einzelnen Elemente im Katalog.

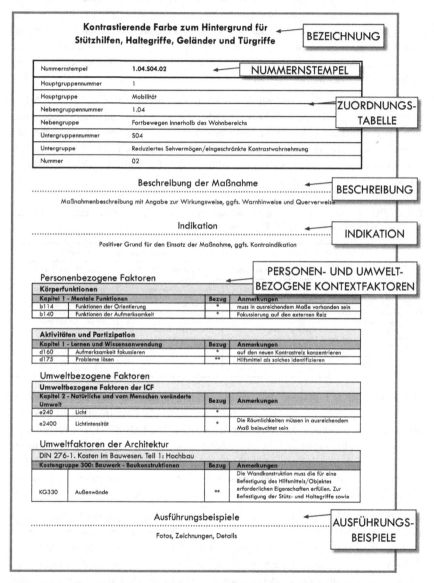

Abb. 21 Schematische Darstellung des Aufbaus der Maßnahmenseiten. Eigene Grafik

4.5 Überblick über und Umgang mit den Kontextfaktoren

Die Kontextfaktoren beschreiben die wesentlichen zu beachtenden Rahmenbedingungen für eine Maßnahme. Sie bilden die komplexen Einflussfaktoren auf das Gesundheitsproblem in den zwei Bereichen personenbezogener und umweltbezogener Faktoren ab. Die Auflistung der wichtigsten Kontextfaktoren für die konkrete Intervention soll die Beurteilung der notwendigen Voraussetzungen zur Zielerreichung einer Maßnahme erleichtern.

Die Liste möglicher Faktoren wurde auf Grundlage der ICF und der DIN 276-1 in einem mehrstufigen Prozess (siehe 3.5.3 ab Seite 47) ermittelt und gliedert sich innerhalb der zwei Bereiche der Person und Umwelt in jeweils zwei weitere Bereiche. Die folgende Tabelle bietet eine Übersicht über die in den vier Bereichen (Körperfunktionen, Aktivitäten und Teilhabe, Umweltfaktoren der ICF und DIN 276-1 Kosten im Bauwesen) enthaltenen Kapitel.

Tab. 11 Überblick über die Kapitel der ICF-basierten personen- und umweltbezogenen Faktoren und der Umweltfaktoren nach DIN 276-1. Eigene Darstellung

Personenbezogene Faktoren		Umweltbezogene Faktoren	
Körperfunktionen	**Aktivitäten und Partizipation**	**Umweltfaktoren der ICF**	**DIN 276-1 Kosten im Bauwesen**
- Mentale Funktionen - Sinnesfunktionen und Schmerz - Stimm- und Sprechfunktionen - Funktionen des Verdauungs-, Stoffwechsel- und des endokrinen Systems - Funktionen des Urogenital- und reproduktiven Systems - Neuromuskuloskeletale und bewegungsbezogene Funktionen	- Allgemeine Aufgaben und Anforderungen - Lernen und Wissensanwendung - Kommunikation - Mobilität - Selbstversorgung - Häusliches Leben - Interpersonelle Interaktionen und Beziehungen	- Produkte und Technologien - Natürliche und vom Menschen veränderte Umwelt - Unterstützung und Beziehungen - Einstellungen - Dienste, Systeme und Handlungsgrundsätze	- Kostengruppe 300: Bauwerk - Baukonstruktionen - Kostengruppe 400: Bauwerk - Technische Anlagen - Kostengruppe 600: Ausstattung und Kunstwerke - Weitere Umweltfaktoren

Die entwickelte ICF-basierte und um die Kostengruppen der DIN 276-1 erweiterte Liste *„Demenz-Wohnungsanpassung"* folgt sowohl für die Klassifikation der Faktoren als auch deren Definition dem Wortlaut der ICF bzw. der DIN 276-1. Die Liste enthält insgesamt **294 Faktoren** und ist im Anhang dieser Arbeit beigefügt (siehe Anhang Tab. 20 bis Tab. 23 ab Seite 140). Damit die NutzerInnen des Katalogs die Definitionsbereiche und Einschluss- und Ausschlussvermerke einsehen können, wurde die Liste zudem im Anhang des Katalogs zur Verfügung gestellt.

Die Liste der ICF-basierten personen- und umweltbezogenen Kontextfaktoren ist in fünf Spalten gegliedert. Die ersten beiden Spalten beinhalten den Kode und die dazugehörige Bezeichnung der ICF-Kategorie. In der dritten Spalte wird die ICF-Kategorie definiert. Die vierte und fünfte Spalte beinhalten Ein- bzw. Ausschlussvermerke. Die gesamte Liste ist im Wortlaut der deutschen Übersetzung der ICF gehalten (Deutsches

Institut für Medizinische Dokumentation und Information (DIMDI) & WHO-Kooperationszentrum für das System Internationaler Klassifikationen, 2005).

Tab. 12 Auszug aus der ICF-basierten Liste der personenbezogenen Faktoren. Eigene Darstellung nach (Deutsches Institut für Medizinische Dokumentation und Information (DIMDI) & WHO-Kooperationszentrum für das System Internationaler Klassifikationen, 2005)

Personenbezogene Faktoren

KÖRPERFUNKTIONEN			
Physiologische Funktionen von Körpersystemen (einschließlich psychologischer Funktionen)			
Kapitel 1 – Mentale Funktionen			
b114 Funktionen der Orientierung	Allgemeine mentale Funktionen, die Selbstwahrnehmung, Ich-Bewusstsein und realistische Wahrnehmung anderer Personen sowie der Zeit und der Umgebung betreffen	Inkl.: Funktionen der Orientierung zu Zeit, Ort und Person sowie der Orientierung zur eigenen Person und zu anderen Personen; Desorientierung zu Zeit, Ort und Person	Exkl.: Funktionen des Bewusstseins (b110); Funktionen der Aufmerksamkeit (b140); Funktionen des Gedächtnisses (b144)
b1140 Orientierung zur Zeit	Mentale Funktionen, die sich im bewussten Gewahrsein von Wochentag, Datum, Tag, Monat und Jahr äußern		
b1141 Orientierung zum Ort	Mentale Funktionen, die sich im bewussten Gewahrsein der örtlichen Situation äußeren, z.B. in welcher unmittelbaren Umgebung, in welcher Stadt in welchem Land man sich befindet		
b1142 Orientierung zur Person	Mentale Funktionen, die sich im bewussten Gewahrsein der eigenen Identität und von Personen in der unmittelbaren Umgebung äußern		
b117 Funktionen der Intelligenz	Allgemeine mentale Funktionen, die erforderlich sind, die verschiedenen mentalen Funktionen einschließlich aller kognitiven Funktionen zu verstehen und konstruktiv zu integrieren sowie diese über die gesamte Lebensdauer hinweg fortzuentwickeln	Inkl.: Die Intelligenzentwicklung betreffende Funktionen; intellektuelle und mentale Retardierung, Demenz	Exkl.: Funktionen des Gedächtnisses (b144); Funktionen des Denkens (b160); Höhere kognitive Funktionen (b164)

Die Liste der Umweltfaktoren, die anhand der DIN 276-1 kodiert werden, umfasst drei Spalten. Die erste Spalte beinhaltet den Kode der Kostengruppe, in der zweiten Spalte wird die dazugehörige Bezeichnung der Kostengruppe vermerkt. Die dritte Spalte definiert die Einschlussgrenzen der in der Kostengruppe enthaltenen Bauteile. Die Bezeichnungen und Definitionen sind im Wortlaut der DIN 276-1 verfasst (DIN Deutsches Institut für Normung e.V., 2008). Die folgende Tabelle zeigt exemplarisch die Tabelle nach DIN 276-1 für die Kostengruppe 300 – Baukonstruktion.

Tab. 13 Auszug aus der Liste der umweltbezogenen Faktoren basieren auf der DIN 276-1. Eigene Darstellung nach (DIN Deutsches Institut für Normung e.V., 2008)

Umweltfaktoren der Architektur

DIN 276-1. Kosten im Bauwesen. Teil 1: Hochbau

Kostengruppe 300: Bauwerk - Baukonstruktionen		Konstruktion der raumbegrenzenden Bauteile, wie beispielsweise Wände, Decke, Dachfläche und Fußboden
KG330	Außenwände	Wände und Stützen, die dem Außenklima ausgesetzt sind bzw. an das Erdreich oder an andere Bauwerke grenzen
KG334	Außentüren und -fenster	Fenster und Schaufenster, Türen und Tore einschließlich Fensterbänken, Umrahmungen, Beschlägen, Antrieben, Lüftungselementen und sonstigen eingebauten Elementen
KG336	Außenwandbekleidungen, innen	Raumseitige Bekleidungen, einschließlich Putz-, Dichtungs-, Dämm-, Schutzschichten an Außenwänden und -stützen
KG338	Sonnenschutz	Rollläden, Markisen und Jalousien einschließlich Antrieben
KG340	Innenwände	Innenwände und Innenstützen
KG344	Innentüren und -fenster	Türen und Tore, Fenster und Schaufenster einschließlich Umrahmungen, Beschlägen, Antrieben und sonstigen eingebauten Elementen
KG345	Innenwandbekleidungen	Bekleidungen einschließlich Putz, Dichtungs-, Dämm-, Schutzschichten an Innenwänden und -stützen
KG350	Decken	Decken, Treppen und Rampen oberhalb der Gründung und unterhalb der Dachfläche
KG351	Deckenkonstruktionen	Konstruktionen von Decken, Treppen, Rampen, Balkonen, Loggien einschließlich Über- und Unterstützen, füllenden Teilen wie Hohlkörpern, Blindböden, Schüttungen, jedoch ohne Beläge und Bekleidungen
KG353	Deckenbekleidungen	Bekleidungen unter Deckenkonstruktionen einschließlich Putz, Dichtungs-, Dämm-, Schutzschichten; Licht- und Kombinationsdecken
KG359	Decken, sonstiges	Abdeckungen, Schachtdeckel, Roste, Geländer, Stoßabweiser, Handläufe, Leitern, Einschubtreppen
KG360	Dächer	Flache oder geneigte Dächer
KG361	Dachkonstruktionen	Konstruktionen von Dächern, Dachstühlen, Raumtragwerken und Kuppeln einschließlich Über- und Unterzügen, füllenden Teilen wie Hohlkörpern, Blindböden, Schüttungen, jedoch ohne Beläge und Bekleidungen
KG362	Dachfenster, Dachöffnungen	Fenster, Ausstiege einschließlich Umrahmungen, Beschlägen, Antrieben, Lüftungselementen und sonstigen eingebauten Elementen
KG364	Dachbekleidungen	Dachbekleidungen unter Dachkonstruktionen einschließlich Putz, Dichtungs-, Dämm-, Schutzschichten; Licht- und Kombinationsdecken unter Dächern
KG371	Allgemeine Einbauten	Einbauten, die einer allgemeinen Zweckbestimmung dienen, z. B. Einbaumöbel wie Sitz- und Liegemöbel, Gestühl, Podien, Tische, Theken, Schränke, Garderoben, Regale, Einbauküche

Aus dieser Gesamtliste möglicher Faktoren werden für jede Intervention die wesentlichen Faktoren in der Mustertabelle erfasst. Jede Beschreibung möglicher personen- und umweltbezogener Kontextbedingungen umfasst vier Spalten. Die ersten beiden Spalten beschreiben den Faktor als ICF Kode bzw. DIN Kostengruppe und Beschreibung, die letzten beiden Spalten ermöglichen die Kennzeichnung der Wirkungsebene einer Maßnahme und Anmerkungen dazu.

Tab. 14 Schematischer Aufbau der Tabellen für die personen- und umweltbezogenen Kontextfaktoren. Eigene Darstellung

Spalte 1	Spalte 2	Spalte 3	Spalte 4
ICF Kode/ DIN-Kostengruppe	ICF Beschreibung/ Beschreibung der DIN-Kostengruppe	Bezug zur wohnumfeldverbessernden Maßnahme bzw. angrenzenden Bereichen (*/**)	Anmerkungen

In **Spalte 1** ist die ICF-Kodierung bzw. DIN Kostengruppe der jeweiligen Kontextbedingung angegeben. Lautet der Kontextfaktor beispielsweise *„Aufmerksamkeit fokussieren"*, so ist in dieser Spalte *„d160"* vermerkt. Bei Unsicherheiten über die Ein- und Ausschlussvermerke zu einer ICF-Beschreibung kann die genaue Definition der Kategorie im Bedarfsfall in der Liste *„Demenz-Wohnumfeldverbesserung"* nachgeschlagen werden. Die Nennung des ICF Kodes/ DIN Kostengruppe erleichtert dabei die Navigation durch die alphanumerisch sortierte Liste.

Spalte 2 beinhaltet die Bezeichnung des Kontextfaktors. Berücksichtigt werden Körperfunktionen, Bereiche der Aktivitäten und Teilhabe und umweltbezogene Kontextfaktoren. Hierbei ist hervorzuheben, dass es sich bei der kodierten Liste zu einer Maßnahme bewusst nicht um eine vollständige Liste handelt, da die Kontextfaktoren stets individuell zu erfassen und zu beurteilen sind. Die zur Verfügung gestellte Auflistung beschränkt sich auf wesentliche, bei den meisten Menschen mit Demenz zu beachtende Rahmenbedingungen. Die AnwenderInnen des Katalogs verfügen über Praxiswissen, welches die vorgegebenen Faktoren ergänzen kann. In der Regel sollten Menschen mit Demenz über ausreichende Fähigkeiten zumindest in den gelisteten personenbezogenen Bereichen verfügen.

Die umweltbezogenen Faktoren zeigen mögliche Rahmenbedingungen auf, die den Erfolg einer Maßnahme beeinflussen können bzw. im Rahmen der Planung und Durchführung einer Intervention berücksichtigt werden sollten. Hierbei werden Produkte, die Umweltbedingungen der natürlichen, gebauten und sozialen Umwelt sowie Normierungen des Bauwesens berücksichtigt. Zudem werden die von einer Maßnahme betroffenen Bauteile beschreiben.

Spalte 3

Wohnumfeldverbessernde Maßnahmen sind komplexer Natur und wirken häufig nicht nur auf einer sondern auf mehreren Ebenen. In der Bezugsspalte wird der Zusammenhang eines personen- oder umweltbezogenen Faktors zur Maßnahme erläutert.

Faktoren, die Voraussetzungen mit direktem Bezug zur Maßnahme beschreiben werden mit einem Sternchen (*) gekennzeichnet. Faktoren, die Voraussetzungen mit Bezug zur anderen mit der Maßnahme zusammenhängenden wesentlichen Bereichen oder Aktivitäten betreffen, werden mit zwei Sternchen (**) gekennzeichnet.

So stehen beispielsweise bei der Herstellung eines hohen Kontrasts eines Möbelstücks zum Hintergrund die personenbezogenen Faktoren der Wahrnehmung wie die *Funktionen der Kontrastempfindung* (b21022) und die Umweltfaktoren der *Lichtqualität* (e2401) in direktem Zusammenhang mit der unmittelbaren Wirkungsebene der Maßnahme. Sie werden daher mit einem Sternchen versehen. Zur Nutzung des Möbelstücks – nehmen wir an es sei ein Sessel – muss die Person jedoch in der Lage sein, ihre Körperposition vom Stehen ins Sitzen und umgekehrt zu verändern (d410 *eine elementare Körperposition wechseln*) und sie sollte sich in der Regel selbständig in der häuslichen Umgebung fortbewegen können (d4600 *sich in seiner Wohnung umherbewegen*). Verfügt sie nicht über diese Fähigkeiten, bringt auch die Kontrasterhöhung nichts. Solche Kontextvariablen, die nur in indirektem Wirkungszusammenhang mit der Maßnahme stehen jedoch wesentliche Rahmenbedingungen der Passung einer Maßnahme darstellen, werden mit zwei Sternchen markiert.

Spalte 4

In der vierten Spalte kann der Zusammenhang einer Kontextbedingung mit der Maßnahme erläutert werden. Die Anmerkungen geben entsprechende Hinweise dazu, in welchem Maß/wobei/warum ein Aspekt für die Maßnahme relevant ist. Dies unterstützt die AnwenderInnen darin zu beurteilen, in welchem Ausmaß ein Gesundheitsproblem Auswirkungen auf die Intervention haben kann. Zudem werden in dieser Spalte Hinweise zu technischen Regelwerken wie z.B. DIN-Normen gegeben oder Anforderungen an Tragfähigkeit und Oberflächenbeschaffenheit eines Bauteils vermerkt.

4.6 Zusammenfassung

Sowohl die Gliederung des Katalogs als auch die Klassifikationssystematik der Maßnahmen beruhen auf der aktuellen Sozialgesetzgebung zur Pflegebedürftigkeit. Das Inhaltsverzeichnis des Maßnahmenkatalogs gliedert sich in drei Teile und enthält eine Einführung, die Maßnahmenseiten und übergreifende Gestaltungsempfehlungen. Der Hauptteil mit den Maßnahmenseiten hat für alle acht Hauptgruppen einen standardisierten Aufbau. Die Kodierung der personen- und umweltbezogenen Faktoren ermöglicht die Berücksichtigung der komplexen Einflussfaktoren auf das Gesundheitsproblem. Die Auflistung der wichtigsten Kontextfaktoren für die konkrete Maßnahme soll die Beurteilung der notwendigen Voraussetzungen zur Zielerreichung einer Maßnahme erleichtern

Im nächsten Abschnitt dieser Arbeit werden die Struktur des Katalogs, der Kapitelaufbau der Haupt- und Nebengruppen, Maßnahmenseiten und weiterführende Themen anhand exemplarischer Seiten aller drei Katalogteile erläutert.

5 Exemplarische Katalogseiten

In diesem Abschnitt werden anhand von beispielhaften Katalogseiten die unterschiedlichen Strukturelemente des Katalogs vorgestellt. Die Reihenfolge richtet sich nach der Gliederung des Katalogs und beginnt mit der Einführung. Daraufhin werden allgemeine Seiten aus dem ersten Teil und beispielhafte Maßnahmenseiten des zweiten Teils erläutert. Zuletzt werden anhand der Kapitel *„Farbe und Kontrast"* und *„Mensch und Maß"* wahrnehmungs- und gestaltungsbezogene Inhalte des dritten Katalogteils präsentiert.

5.1 Inhalte und exemplarische Seiten aus der Einführung des Katalogs

In der **Einleitung** werden die AnwenderInnen mit den demografischen Veränderungen in Deutschland und der damit verbundenen zunehmenden Anzahl der Menschen mit Demenz vertraut gemacht. In der Einführung zur **Wohnsituation** wird erläutert, dass 75% der Menschen mit Demenz in ihrer gewohnten häuslichen Umgebung leben, die selbständige Lebensweise jedoch durch die Einschränkungen gefährdet werden kann. Das Unterstützungspotential einer bedarfsgerechten räumlichen Umgebung wird betont.

In dem darauffolgenden Kapitel wird der **Aufbau des Katalogs** erläutert. Die Inhalte der drei Katalogteile werden kurz zusammengefasst und die Kapitelüberschriften in einer danebenstehenden Grafik aufgeführt. Zudem werden die AnwenderInnen mit dem zweistufigen Verfahren der **Anwendung des Katalogs** vertraut gemacht:

- Im ersten Schritt wird mithilfe des Analyseinstruments eine mögliche wohnumfeldverbessernde Maßnahme identifiziert. Das Analyseinstrument unterstützt die Navigation durch die Lebensbereiche, Aktivitäten und demenzspezifischen Problemlagen.
- Daraufhin werden in einem zweiten Schritt die wesentlichen Kontextfaktoren für die gewählte Maßnahme im Teil II des Katalogs mit der aktuellen Gesundheitssituation der betroffenen Person mit Demenz abgeglichen. Hierzu werden die Maßnahmenbeschreibung, Indikation und zu beachtende Kontextfaktoren für die Maßnahme für die individuelle Situation beurteilt.

© Springer Fachmedien Wiesbaden GmbH, ein Teil von Springer Nature 2019
C. Naumann, *Wohnumfeldverbesserungen für Menschen mit Demenz,*
Best of Pflege, https://doi.org/10.1007/978-3-658-24754-6_6

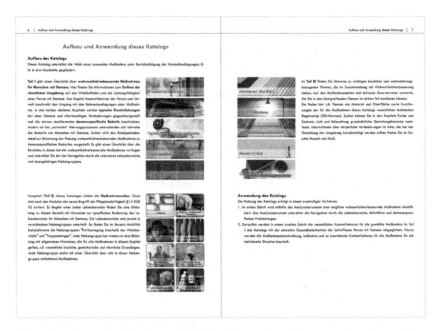

Abb. 22 Exemplarische Darstellung der Einführung zum Aufbau und der Anwendung des Katalogs.
Eigene Grafik

5.2 Exemplarische Seiten aus Teil I des Katalogs

AKTUALISIERTE VERSION DES ANALYSEINSTRUMENTS

Um mögliche Maßnahmen in einer für die AnwenderInnen übersichtlichen Form
aufzubereiten, wurde eine aktualisierte Version des Analyseinstruments erstellt. Das
Analyseinstrument zeigt die Haupt- und Nebengruppen auf, welche bereits mit wohnumfeldverbessernden Maßnahmen belegt sind. Die farbliche Unterscheidung der
Hauptgruppen wird auch in den Übersichtstabellen der Nebengruppe weitergeführt
und unterstützt die Wiedererkennung der Gruppenzugehörigkeit. Für die aktuelle
Version des Analyseinstruments wurden die Nebengruppen in der Regel dem Wortlaut
der aktuellen Begutachtungs-Richtlinien (Medizinischer Dienst des Spitzenverbandes
Bund der Krankenkassen e.v. (MDS) & GKV-Spitzenverband, 2017) angeglichen,
welche mit dem Gesetzesbeschluss vom 15.03.2017 von der bisher ursprünglichen
Fassung des Analyseinstruments abweichen. Eine Abweichung des Wortlauts besteht
in der Nebengruppe 4.04, wo die Formulierung der Begutachtungs-Richtlinie *„Du-*

schen und Baden einschließlich Waschen der Haare" aus grafischen Gründen in „*Duschen und Baden, inkl. Haare waschen"* abgeändert wurde.

Entsprechend der Klassifikationssystematik werden für die Beschreibung der Gruppen in der neuen Version des Analyseinstruments die Begriffe Haupt-, Neben- und Untergruppe verwendet.

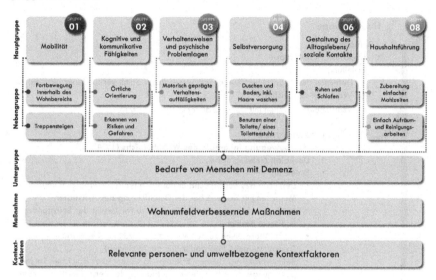

Abb. 23 Aktualisierte Version des Analyseinstruments. Eigene Grafik

5.3 Exemplarische Seiten aus Teil II des Katalogs

Den Hauptteil des Katalogs bilden die Maßnahmenseiten. Dieser Teil gliedert sich in acht Kapitel, die jeweils denselben Aufbau haben. Der Aufbau ist schematisch in Abb. 24 dargestellt. In den folgenden Kapiteln werden aus jedem Element beispielhafte Katalogseiten vorgestellt. Diese befinden sich in einer Entwurfsfassung.

Hauptgruppe

z.B. Mobilität (1)

- Deckblatt Hauptgruppe
- Einleitung
  - Definition des Begriffs und Aufzählung wesentlicher damit verbundener Aktivitäten
  - Warum ist das wichtig?
  - Was ist bei Menschen mit Demenz anders?

Nebengruppe
z.B. Fortbewegung innerhalb des Wohnbereichs (1.04)
- Deckblatt Nebengruppe
- Einleitung
  - Definition des Begriffs und Erläuterung typischer Probleme von Menschen mit Demenz bei der Durchführung der Aktivitäten
  - Maßnahmenübergreifende Hinweise zu Förderung der Selbständigkeit in diesem Bereich
  - Ggfs. Alternativen zu den Maßnahmen (z.B. zur Vermeidung des Treppensteigens: Reorganisation der Wohnung)
  - Bei konstruktiven Themen: Erläuterung wesentlicher baulicher Rahmenbedingungen, wie beispielsweise Klärung der Begriffe, DIN-Normen,...
- Übersicht über mögliche Maßnahmen
- Maßnahmenseiten
  - Standardisierter Aufbau: Bezeichnung, Kopf, Beschreibung, Indikation, personen- und umweltbezogenen Faktoren, Ausführungsbeispiele

Nebengruppe
z.B. Treppensteigen (1.05)

Hauptgruppe
z.B. Kognitive und Kommunikative Fähigkeiten (2)

Abb. 24 Schematischer Aufbau des Teil II des Katalogs. Eigene Grafik

5.3.1 Kapiteleinleitung der Hauptgruppe Mobilität

Jede Hauptgruppe beginnt mit einer Einleitung. Darin wird erläutert, worum es sich in diesem Lebensbereich handelt, welche Aspekte für eine selbständige Lebensführung in der gewohnten häuslichen Umgebung relevant sind und inwieweit Menschen mit Demenz in Bezug auf die Aktivitäten in diesem Bereich ggf. Schwierigkeiten haben. Die Beschreibung der Hauptgruppe Mobilität beinhaltet die fünf Nebengruppen und die Definition des Lebensbereichs nach den Begutachtungsrichtlinien zur Feststellung der Pflegebedürftigkeit. Bei Menschen mit Demenz muss bei mobilitätsfördernden Maßnahmen im Einzelfall im Spannungsverhältnis zwischen Sicherheit und Autonomie abgewogen werden, inwieweit durch Mobilitätsförderung möglicherweise Sturzrisiken und weitere Risiken erhöht werden. Zudem stehen die kognitiven Fähigkeiten einer Person in engem Zusammenhang mit den Mobilitätsmöglichkeiten. Bei der Begutachtung zur Feststellung der Pflegebedürftigkeit sollen die BegutachterInnen kognitive und motivationale Fähigkeiten einer Person nicht in diesem Lebensbereich berücksichtigen. Dies wird in diesem Maßnahmenkatalog bewusst anders gehandhabt. Da ein gewisses Maß an mentalen Fähigkeiten Voraussetzung für den Erfolg einer Maßnahme sein kann, werden kognitive und motivationale Fähigkeiten einer Person im Rahmen der personenbezogenen Kontextfaktoren beurteilt.

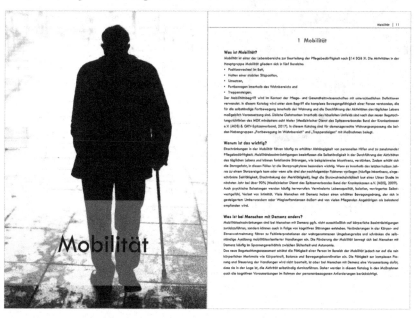

Abb. 25 Exemplarische Darstellung der Kapiteleinleitung für die Hauptgruppe „Mobilität"

5.3.2 Kapiteleinleitung der Nebengruppe Treppensteigen

Das Deckblatt der Nebengruppe setzt sich aus einer vollflächigen Grafik und einer Beschriftung zusammen. Bei der Beschriftung ist neben dem Titel der Nebengruppe auch die Bezeichnung der dazugehörigen Hauptgruppe vermerkt. In der Einleitung des Kapitels wird zunächst das Treppensteigen in Anlehnung an die Begutachtungsrichtlinien als *„Überwinden von (Höhenunterschieden durch) Treppen zwischen zwei Etagen"* definiert (Medizinischer Dienst des Spitzenverbandes Bund der Krankenkassen e.V. (MDS) & GKV-Spitzenverband, 2017). Daraufhin werden globale Risiken bei der Treppennutzung und deren häufige Folgen beschrieben. Allgemeine Empfehlungen zur Erhöhung der Sicherheit bei der Treppennutzung, wie beispielsweise ausreichende Beleuchtung, rutschhemmende Oberflächen und deutliche Kontraste gelten unabhängig von den Maßnahmen in der Nebengruppe. Zuletzt wird die Reorganisation der Räume in der Wohnung als mögliche Alternative zu den im Kapitel enthaltenen wohnumfeldverbessernden Maßnahmen aufgeführt.

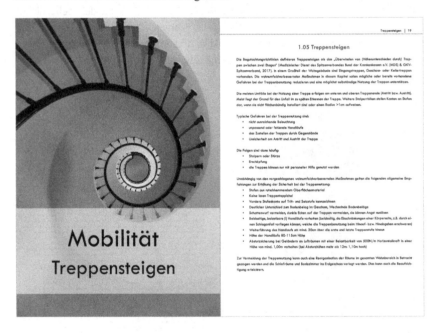

Abb. 26 Deckblatt und erste Seite der Nebengruppe *„Treppensteigen"*. Eigene Grafik

Weiterhin werden in der Kapiteleinleitung typische körperliche Beeinträchtigungen im Alter beschrieben, welche die Treppennutzung erschweren können. Darunter befinden sich bauliche Hinweise zur Gestaltung der Treppen und Treppenelemente, wie angenehm zu begehende Steigungsverhältnisse, ergonomisch gut zu greifende Form der Handläufe und deren Weiterführung über das Treppenende hinaus.

Im Folgenden werden die im baulichen Kontext wesentlichen Begriffe bildhaft erläutert, damit diese, wenn sie in den Maßnahmenseiten auftauchen, eindeutig verständlich sein. Zudem sind wichtige bauliche Richtlinien bei der Gestaltung von Treppen auf Grundlage der DIN 18065 zusammengefasst. Auf diese wird in der Anmerkungen-Spalte der Maßnahmenseiten verwiesen. Das letzte Kapitel *Beleuchtung von Treppen und Treppenräumen* beinhaltet grundsätzliche Gestaltungshinweise zur Erhöhung der allgemeinen Sicherheit durch ausreichende Belichtung.

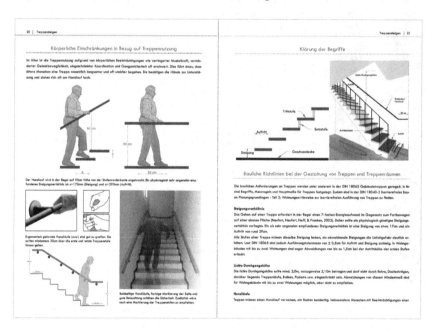

Abb. 27 Zweite und dritte Seite der Nebengruppe „*Treppensteigen*". Eigene Grafik

5.3.3 Übersichtstabelle zur Nebengruppe Treppensteigen

Zu jeder der belegten Nebengruppen liegen Übersichtstabellen mit den möglichen wohnumfeldverbessernden Maßnahmen vor. Die Übersichtstabellen sind nach der Systematik des Katalogs gruppiert und zeigen von links nach rechts die Zugehörigkeit zur Haupt-, Neben- und Untergruppe. Um die Herleitung der Notation der Maßnahmen zu erleichtern ist zusätzlich zur Beschreibung der Gruppe ihre jeweilige Notation vermerkt. In der folgenden Spalte sind die Maßnahmen aufgeführt. Die Maßnahmen sind in alpha-numerischer Reihenfolge nach Anzeichen und Symptomen sortiert und mit einem Nummernstempel versehen. Einige Maßnahmen werden durch Bemerkungen ergänzt, diese sind rechts neben der Maßnahme aufgeführt. Die weiteren elf Übersichtstabellen befinden sich im Anhang dieser Arbeit (Abb. 45-Abb. 51).

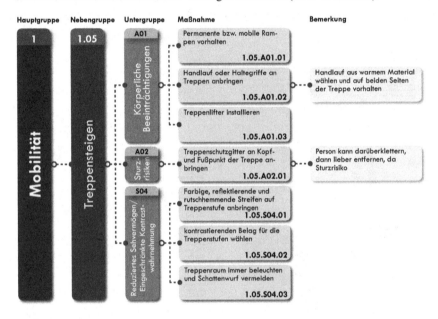

Abb. 28 Exemplarische Darstellung der Übersichtstabellen für die Nebengruppe „*Treppensteigen*". Eigene Grafik

5.3.4 Exemplarische Maßnahmenseiten: Die erste Seite

Das folgende Kapitel erläutert die Bestandteile einer Maßnahmenseite anhand der Maßnahme „*Treppenschutzgitter an Kopf- und Fußpunkt der Treppe anbringen*".

DIE ZUORDNUNGSTABELLE

Die Tabelle im Kopfbereich der Maßnahmenseite erfasst standardisiert die Zuordnung der Intervention innerhalb der Systematik des Katalogs. In der ersten Zeile wird der Nummernstempel vermerkt, der sich auch auf den Übersichtstabellen wiederfindet. In den darauffolgenden Zeilen wird der Nummernstempel in die Bestandteile der Ebenenkette separiert. Dabei werden sowohl die Notation als auch die Definitionsbereiche der jeweiligen Haupt-, Neben- und Untergruppe gelistet. Dies erleichtert die schnelle und fehlerfreie Orientierung im Klassifikationssystem. Die letzte Spalte enthält die Nummer der Maßnahme. Die Abb. 29 zeigt die Zuordnungstabelle der Maßnahme „*Treppenschutzgitter*".

Nummernstempel	1.05.A02.01
Hauptgruppennummer	1
Hauptgruppe	Mobilität
Nebengruppennummer	1.05
Nebengruppe	Treppensteigen
Untergruppennummer	A02
Untergruppe	Sturzrisiken
Nummer	01

Abb. 29 Zuordnungstabelle der Maßnahme „*Treppenschutzgitter*". Eigene Grafik

BESCHREIBUNG DER MASSNAHMEN

Die Kurzbeschreibung der Maßnahme bildet einen relevanten Ausgangspunkt für die Bewertung der Passung einer Intervention. Hier werden Zielsetzung und Wirkungsweise beschrieben und im Bedarfsfall um Warnhinweise ergänzt. Anhand der grundsätzlichen Beschreibung des Einsatzbereichs der Maßnahme können die AnwenderInnen eine erste Beurteilung der Eignung einer Maßnahme vornehmen. Um die Beschreibungen der Maßnahmen möglichst kurz und übersichtlich zu halten, leiten im Bedarfsfall Querverweise zu allgemeinen Themen in die Teile I bzw. III des Katalogs. So erhalten die NutzerInnen die Möglichkeit, bei Fragen oder Unklarheiten weiterführende Informationen z.B. zum Umgang mit Kontrasten nachzulesen. Weiterhin sind zusätzliche Hinweise denkbar, in denen beispielsweise auf ähnliche Maßnahmen in einem anderen Bereich verwiesen wird. Die Informationen zur Maßnahme, die in der Beschreibung gegeben werden gelten unabhängig von den Kontextbedingungen, die im Einzelfall anzustimmen sind. Die Zielsetzung einer Maßnahme ist in der Beratungssituation mit den individuellen Zielsetzungen und der aktuellen Bedarfslage der betroffenen Person mit Demenz abzugleichen.

In der Beschreibung der Maßnahme „*Treppenschutzgitter*" wird zunächst erläutert, dass es zur Reduzierung von Sturzrisiken sinnvoll sein kann, eine Treppe abzusperren. So wird die Gefahr von Treppenstürzen minimiert, indem die Treppe abgesichert wird und/oder nur in Begleitung genutzt werden kann (Person ist nicht in der Lage das Gitter selbst zu bedienen). In beiden Fällen bleibt die Möglichkeit zur selbständigen Fortbewegung im Wohnbereich zumindest auf einer Etage erhalten.

Die Wirkungsweise bei der Installation eines Treppenschutzgitters bewegt sich in einem von zwei völlig gegensätzlichen Bereichen. Zum einen können Treppenschutzgitter installiert werden, um eine Person mit Demenz daran zu hindern, ein anderes Geschoss der Wohnumgebung ohne Aufsicht zu betreten. Zum anderen kann ein Treppenschutzgitter dazu dienen eine Treppe abzusichern, ohne eine selbständige Nutzung einschränken zu wollen. Dies ist beispielsweise bei der Absicherung des oberen Treppenendes zur Reduzierung der Gefahr von versehentlichen Stürzen der Fall. Zusätzlich empfiehlt der Warnhinweis die Deinstallation des Treppenschutzgitters, sollte die Person mit Demenz dazu neigen darüber zu klettern.

INDIKATION

Die Indikation fasst die wesentlichen globalen positiven Gründe für den Einsatz eine Intervention zusammen. Sie beschreibt objektive Faktoren für möglicher Auslöser, welche die Anwendung einer Maßnahme rechtfertigen. In den meisten Fällen ist die Indikation eng mit der Untergruppe verknüpft, da diese die wesentliche Problemlage beschreibt, der eine Maßnahme begegnen soll. Die Indikation ist stichwortartig aufgeführt.

Bei der Beispielmaßnahme „*Treppenschutzgitter*" sind mögliche körperliche Gründe für die Maßnahme Mobilitätseinschränkungen, die ein erhöhtes Sturzrisiko zur Folge haben. Daher kann ein Treppenschutzgitter verhindern, dass eine Person die Treppe ohne Aufsicht benutzt, oder der An- und Austritt wird gegen versehentliche Stürze gesichert. Weiterhin kann ein Treppenschutzgitter auch eingesetzt werden, wenn die Aufsicht der Person mit Demenz über die Geschossebenen hinweg erschwert ist.

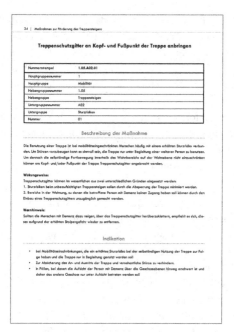

Abb. 30 Exemplarische Darstellung der ersten Seite für die Maßnahme „Treppenschutzgitter".
Eigene Grafik

5.3.5 Exemplarische Maßnahmenseiten: Die Kontextfaktoren

Auf den ein bis zwei folgenden Seiten der Maßnahmen werden die für die Beschreibung des Gesundheitsproblems relevanten Kategorien der personen- und umweltbezogenen Kontextfaktoren erfasst. Dies ermöglicht die Beurteilung der Voraussetzungen, die erfüllt sein müssen, damit die Maßnahme potentiell erfolgreich sein kann.

Wie im Kapitel Überblick über und Umgang mit den Kontextfaktoren (Kap. 4.5 ab Seite 78) beschrieben sind die Kontextfaktoren in einer vierspaltigen Tabelle erfasst. So werden neben dem Kode und der Bezeichnung Anmerkungen zur Wirkungsebene der Maßnahme gegeben. Die NutzerInnen können somit in den Faktoren sehen, welche Rahmenbedingungen erstens für die Maßnahme (*) und zweitens für mit der Maßnahme zusammenhängende Aktivitäten (**) beachtet werden müssen. Da die möglichen Einflussfaktoren sehr vielfältig sein können, beschränkt sich die Erfassung auf die wesentlichen Faktoren.

Im Falle des Treppenschutzgitters sind wie in der Maßnahmenbeschreibung aufgeführt zwei grundsätzlich verschiedene Wirkungsweisen denkbar. Bei der Verhinderung der

Treppennutzung soll die Person mit Demenz das Gitter nicht selbständig öffnen. Bei der Absicherung des oberen Treppenbereichs gegen versehentliches Herunterfallen hingegen kann die Person theoretisch das Gitter selbständig öffnen um die Treppe zu nutzen. In beiden Fällen soll die Fortbewegung innerhalb des Wohnbereichs (mit oder ohne Treppennutzung) gefördert werden. Bei der Wahl der Kontextfaktoren für diese Maßnahme erfolgte zunächst keine Unterscheidung nach den beiden möglichen Zielsetzungen. Die Kontextfaktoren sind für beide Varianten gemeinsam erfasst. Welcher Anwendungsfall vorliegt und ob die jeweilige Kategorie wichtig ist entscheidet sich in der Beratungssituation. Anhand der Anmerkungen wird ersichtlich, für welchen Anwendungsfall dieser Faktor relevant ist.

Für die Maßnahme „*Treppenschutzgitter*" müssen im Bereich der **personenbezogenen Voraussetzungen** unter anderem Körperfunktionen in den Bereichen der mentalen und bewegungsbezogenen Funktionen sowie grundlegende Sinnesfunktionen in ausreichendem Maße vorhanden sein. Soll die Treppennutzung nicht verhindert werden, ist beispielsweise auf ausreichenden *Gleichgewichtssinn* (b2351) zu achten. Zudem können vorliegende Störungen der *Bewegungsmuster beim Gehen* (b770) die Sturzgefahr bei der selbständigen Nutzung der Treppe erhöhen. Zur Bedienung des Treppenschutzgitters sind unter anderem *feinmotorische Fähigkeiten* (d449) sowie mentale *Funktionen der Intelligenz* (b117) nötig. Unter Aktivitäten und Partizipation wird darauf hingewiesen, dass die Person mit Demenz in der Lage sein sollte, sich *Fertigkeiten anzueignen* (d155) um die Nutzung des Treppenschutzgitters zu erlernen.

In den **umweltbezogenen Faktoren** werden in der Kategorie *Hilfsprodukte und unterstützende Technologien zur persönlichen Mobilität drinnen und draußen und zum Transport* (e1201) Ausführungshinweise für das Treppenschutzgitter gegeben. So sollte eine Variante mit barrierefreiem Zugang, d.h. ohne Querriegel im Bodenbereich gewählt werden und das Geländer in der Breite variabel einstellbar sein. Die besondere Relevanz der *Lichtsituation* (e249) wird kodiert und kann auch in der Kapiteleinleitung zur Nebengruppe Treppensteigen nachgelesen werden.

Im Falle der Verhinderung der Treppennutzung wird zudem auf die *Einstellungen der Mitglieder des engsten Familienkreises* (e410) hingewiesen. Die Installation eines Treppenschutzgitters ist eine freiheitsentziehende Maßnahme, sofern die Person mit Demenz dadurch an der Bewegung gehindert wird. Bedenken sollten mit den Pflegenden Angehörigen besprochen werden.

Die DIN-Norm für Kinderschutztüren (DIN EN 1930) legt fest, dass sich das Treppenschutzgitter möglichst nicht in Richtung der Treppe öffnen soll. Dies wird unter den *Handlungsgrundsätzen des Architektur- und Bauwesens* (e5152) kodiert und in den Anmerkungen konkretisiert.

Bei den Umweltfaktoren der Architektur sind in der Kostengruppe 300 die *Außen- und Innenwände* (KG330 bzw. KG340) als konstruktives Element, an dem das Gitter befestigt wird und die Kategorie *Decken, sonstige* (KG359) erfasst. Letztere kodiert das Treppengeländer. In der Kategorie *Oberfläche* werden Hinweise zu Materialwahl und –eignung gegeben.

Maßnahmen zur Förderung des Treppensteigens | 25

Personenbezogene Faktoren

Körperfunktionen			
Kapitel 1 - Mentale Funktionen		**Bezug**	**Anmerkungen**
b117	Funktionen der Intelligenz	*	muss in ausreichendem Maße vorhanden sein
b140	Funktionen der Aufmerksamkeit	*	Fokussierung auf den externen Reiz
b144	Funktionen des Gedächtnisses	*	Adäquate Registrierung, Speicherung und Abruf der Information
b156	Funktionen der Wahrnehmung	*	
b1561	Visuelle Wahrnehmung	*	
b1565	Räumlich-visuelle Wahrnehmung	*	
b164	Höhere kognitive Funktionen	**	Sinn und Zweck des Hilfsmittels/Objekts einordnen können und über Nutzung entscheiden
b176	Mentale Funktionen, die die Durchführung komplexer Bewegungshandlungen betreffen	**	Handlungsablauf der Nutzung planen und durchführen
b1800	Selbstwahrnehmung	**	Wahrnehmung des Körpers in der eigenen Umgebung

Kapitel 2 - Sinnesfunktionen und Schmerz		Bezug	Anmerkungen
b210	Funktionen des Sehens (Sehsinn)		
b2351	Gleichgewichtssinn	*	um selbständiges Treppensteigen zu ermöglichen

Kapitel 7 - Neuromuskuloskeletale und bewegungsbezogene Funktionen		Bezug	Anmerkungen
b710	Funktionen der Gelenkbeweglichkeit	*	muss ausreichend vorhanden sein um Treppenschutzgitter zu öffnen und zu schließen
b720	Funktionen der Beweglichkeit der Knochen	*	Steifigkeit in den Schulter-, Becken-, Handwurzel und Fußwurzelknochen können Nutzung erschweren
b730	Funktionen der Muskelkraft	*	zum Bedienen des Schließmechanismus
b740	Funktionen der Muskelausdauer	**	Festhalten während der Nutzung der Treppe muss gewährleistet sein
b770	Funktionen der Bewegungsmuster beim Gehen	**	Funktionsstörungen der Bewegungsmuster beim Gehen erschweren Treppensteigen

Aktivitäten und Partizipation			
Kapitel 1 - Lernen und Wissensanwendung		**Bezug**	**Anmerkungen**
d155	Sich Fertigkeiten aneignen	*	Bedienung des Mechanismus erlernen

Kapitel 4 - Mobilität		Bezug	Anmerkungen
d440	Feinmotorischer Handgebrauch	*	Zur Bedienung des Schließmechanismus. Öffnungsmechanismus beachten. Manche sind umständlich und nur mit viel Muskelkraft in den Händen zu bedienen.
d445	Hand- und Armgebrauch	*	Zur Bedienung des Treppenschutzgitters
d4551	Klettern/steigen	**	Treppen steigen

26 | Maßnahmen zur Förderung des Treppensteigens

Umweltbezogene Faktoren

Umweltbezogene Faktoren der ICF			
Kapitel 1 - Produkte und Technologien		**Bezug**	**Anmerkungen**
e1201	Hilfsprodukte und unterstützende Technologien zur persönlichen Mobilität drinnen und draußen und zum Transport	*	Wählen Sie ein Treppenschutzgitter mit barrierefreiem Zugang, viele haben einen Querriegel im Bodenbereich, dies kann die Stolpergefahr erhöhen. Die Breite des Geländers sollte individuell einstellbar sein. Am Flexibelsten sind Treppenschutzgitter mit einem Schiebe-/Rollmechanismus.
e155	Entwurf, Konstruktion sowie Bauprodukte und Technologien von privaten Gebäuden	*	statische Voraussetzungen der begrenzenden Wände beachten

Kapitel 2 - Natürliche und vom Menschen veränderte Umwelt		Bezug	Anmerkungen
e240	Licht	*	
e2400	Lichtintensität	**	Insbesondere der Bereich des An- und Austritts der Treppe sollte ausreichend belichtet sein.
e2401	Lichtqualität	*	kontrastierender Schließmechanismus erleichtert das Erkennen

Kapitel 4 - Einstellungen		Bezug	Anmerkungen
e410	Individuelle Einstellungen der Mitglieder des engsten Familienkreises	*	Die Installation eines Treppenschutzgitters kann eine freiheitsentziehende Maßnahme sein. Ggf. bestehen Bedenken von Seiten der Angehörigen

Kapitel 5 - Dienste, Systeme und Handlungsgrundsätze		Bezug	Anmerkungen
e5152	Handlungsgrundsätze des Architektur- und Bauwesens	*	Normgerechte Kinderschutztüren nach DIN/EN 1930: Bei der Montage am oberen Ende darauf achten, dass sich das Treppenschutzgitter möglichst nicht in Richtung der Treppe öffnet.

Umweltfaktoren der Architektur

DIN 276-1. Kosten im Bauwesen. Teil 1: Hochbau			
Kostengruppe 300: Bauwerk - Baukonstruktionen		**Bezug**	**Anmerkungen**
KG330	Außenwände	**	Die Wandkonstruktion muss die für eine Befestigung des Treppenschutzgitters erforderlichen Eigenschaften erfüllen. Zur Befestigung beachten Sie bitte die jeweiligen Herstellerhinweise.
KG340	Innenwände	**	Die Wandkonstruktion muss die für eine Befestigung des Treppenschutzgitters erforderlichen Eigenschaften erfüllen. Zur Befestigung beachten Sie bitte die jeweiligen Herstellerhinweise.
KG359	Decken, sonstiges	*	Sichere Befestigung des Treppenschutzgitters am Treppengeländer

Weitere Umweltfaktoren		Bezug	Anmerkungen
n.d.	Oberfläche	*	Die meisten Treppenschutzgitter bestehen aus Holz- und Holzwerkstoffen mit Aussparungen. Treppenschutzgitter mit Rollmechanismus bestehen aus einem synthetischen, nicht dehnbaren Material, welches sich in einen seitlichen Kasten einrollen lässt. Achtung: Diese Ausführung eignet aufgrund des flexiblen Materials nicht als Absturzsicherung.

Abb. 31 Exemplarische Darstellung der personen- und umweltbezogenen Kontextfaktoren für die Maßnahme *„Treppenschutzgitter"*. Eigene Grafik

5.3.6 Exemplarische Maßnahmenseiten: Die Ausführungsbeispiele

Die Ausführungsbeispiele veranschaulichen die Maßnahmen. Die Beschriftungen der Ausführungsvarianten erläutern wesentliche positive Merkmale der Abbildung. Es können auch Negativ-Beispiele zur Erläuterung der Problemstellung gegeben werden (siehe Katalog Maßnahme 1.05.S04.01). Diese sind mit einem deutlichen „So nicht!" gekennzeichnet. Teilweise knüpfen die Beschreibungen an die Maßnahmenbeschreibung oder personen- und umweltbezogenen Faktoren an.

Bei der Maßnahme *„Treppenschutzgitter"* zeigt eine schematische Zeichnung die wesentlichen baulichen Aspekte im Überblick (Befestigung an Wand/Geländer und Schließmechanismus). Die Beispielbilder illustrieren die Ausführung. In Bezug auf die

Kontextfaktoren wird beispielsweise bei den *Hilfsprodukten* (e1201) auf den barriere-freien Zugang hingewiesen. In den Ausführungsbeispielen ist eine Variante ohne Querriegel gezeigt und darin der Bereich markiert, wo sich ein (zu vermeidender) Querriegel befinden würde. Zur Verdeutlichung der Faktoren der *Lichtqualität* (e2401) und der *Funktionen des Sehens* (b219) wird ein Bild mit einem kontrastreichen Schließmechanismus gezeigt, was das Erkennen des Bedienelements erleichtert.

Ausführungsbeispiele

Wählen Sie ein Produkt, bei dem die Öffnungsrichtung variabel einstellbar ist. Dies ermöglicht einen Anschlag links oder rechts einzustellen. Achten Sie auf ausreichende Öffnungsbreite. Häufig sind Treppenschutzgitter nur 55 cm breit. Wählen Sie eine hohe Variante mit mindestens 90 cm Höhe der Oberkante.

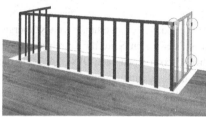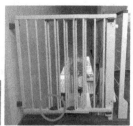

Wesentliche Anschlusspunkte des Treppenschutzgitters and Wand und Treppengeländer.

In der Breite variabel einstellbares Modell.

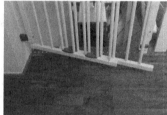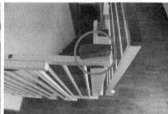

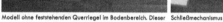

Modell ohne feststehenden Querriegel im Bodenbereich. Dieser würde die Stolpergefahr erhöhen.

Schließmechanismus

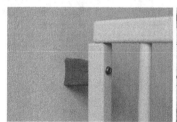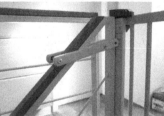

Anschluss an die Wand

Anschluss an das Treppengeländer

Abb. 32 Exemplarische Darstellung der Ausführungsbeispiele für die Maßnahme „Treppenschutzgitter". Eigene Grafik

5.4 Exemplarische Seiten aus Teil III des Katalogs

5.4.1 Anthropometrie älterer Menschen

Das Kapitel „*Mensch und Maß*" stellt eine sinnvolle Ergänzung zu den DIN-Normen und technischen Regelwerken dar, da sich Menschen mit Demenz und anderen (altersbedingten) Einschränkungen teilweise drastisch von dem bei der Erstellung der DIN-Normen zugrunde gelegten „*Normmenschen*" unterscheiden. Dieses Kapitel gibt den AnwenderInnen grundlegende Informationen zu Veränderungen von Körpergröße und Reichweite im Alter. Dafür werden auf der ersten Seite die Durchschnittsmaße von Männern und Frauen unterschiedlicher Altersgruppen nach DIN 33402-2 (Ergonomie. Körpermaße des Menschen) in einer Tabelle zusammengefasst. Auf der zweiten Seite werden die durchschnittlichen Reichweiten eines 75-jährigen Mannes in stehender, sitzender und liegender Position beschreiben. Zudem befinden sich dort Zeichnungen zu Abmessungen und Platzbedarf von typischen Gehhilfen wie Rollatoren und Gehstöcken nach und DIN 18040-2 Barrierefreies Bauen - Teil 2: Wohnungen. Die Anwender erlangen ein Grundverständnis von den körperlichen alterstypischen Veränderungen und können die Anforderungen, die sich daraus an die Umgebungsgestaltung ergeben, besser antizipieren.

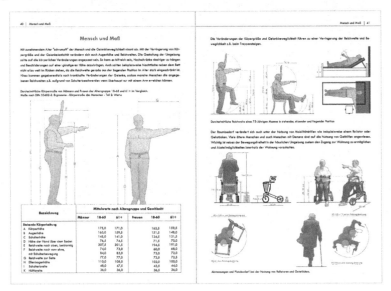

Abb. 33 Auszug aus dem Kapitel „*Mensch und Maß*". Eigene Darstellung nach DIN-33402-2 (DIN Deutsches Institut für Normung e.V., 2005) und DIN 18040-2 (DIN Deutsches Institut für Normung e.V., 2011)

5.4.2 Farbe und Kontrast

Das Kapitel „*Farbe und Kontrast*" gibt dem Nutzer einen Überblick über die physikalischen Vorgänge bei der Entstehung von Farbsehen und die drei wesentlichen Einflussfaktoren (Lichtsituation, menschliches Auge, kognitive Verarbeitung der Sehempfindung). In diesem Kapitel wird zudem der Zusammenhang von Farbsehen und Beleuchtungssituation erläutert. Die Farbwiedergabe von fünf verschiedenen Leuchtmitteln wird anhand einer Fotografie illustriert.

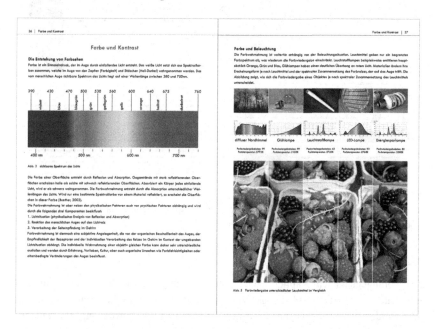

Abb. 34 Auszug aus dem Kapitel Farbe und Kontrast: Entstehung von Farbsehen und der Zusammenhang von Farbe und Beleuchtung. Eigene Darstellung

Das Kapitel „*Farbe und Kontrast*" gibt Hinweise zur Bestimmung von Farbtönen und stellt zwei für kontrastreiche räumliche Gestaltung wesentliche Kontrastformen vor. Zudem werden typische altersbedingte Einschränkungen der Sehkraft und krankhafte Veränderungen der Augen beschrieben und daraus Gestaltungsgrundsätze in Bezug auf Farbe und Kontrast abgeleitet.

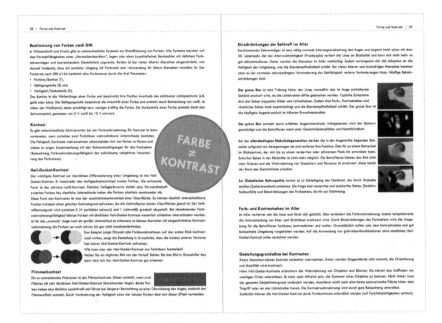

Abb. 35 Auszug aus dem Kapitel „*Farbe und Kontrast*": Farbbestimmung und Kontraste und Schein-
schränkungen und Gestaltungsgrundsätze. Eigene Darstellung

5.5 Zusammenfassung

Die vorangegangenen Kapitel haben einen Überblick über die unterschiedlichen
Elemente des Maßnahmenkatalogs geboten. In der Einführung des Maßnahmenkatalogs werden die AnwenderInnen mit dem Aufbau und der Anwendung des Katalogs
vertraut gemacht. Hauptteil des Katalogs bilden die Maßnahmenseiten im zweiten
Teil. Die Einleitungen zu den Haupt- und Nebengruppen ermöglichen einen schnellen
Einstieg in den jeweiligen Lebensbereich und fassen die wesentlichen Informationen
zusammen. Die Berücksichtigung der individuellen Situation der Menschen mit Demenz kann mithilfe der Auflistung zu beachtender personen- und umweltbezogenen
Kontextfaktoren in den Maßnahmenseiten erfolgen. Die Gestaltungsempfehlungen im
dritten Katalogteil können als Ergänzung zu den Maßnahmenseiten hinzugezogen
werden.

6 Diskussion

Wohnumfeldverbessernde Maßnahmen können eine Möglichkeit sein, die bauliche Umgebung an ein verringertes Kompetenzniveau einer Person mit Demenz anzugleichen und damit die selbständige Lebensführung zu unterstützen. Um dies zu erreichen, muss eine optimale Passung von Maßnahme zu Gesundheitsproblem angestrebt werden. Das Gesundheitsproblem steht – wie im Modell der Behinderung hervorgehoben – in engem Zusammenhang mit der Umgebung. Ziel dieser Arbeit ist es einen Katalog zu entwickeln, der BeraterInnen darin unterstützt, das Gesundheitsproblem in all seinen Facetten und die komplexen Rahmenbedingungen zu erfassen um die Wahl der passenden wohnumfeldverbessernden Maßnahme zu unterstützen.

6.1 Kritische Reflexion der Potentiale und Entwurfsfassung des Katalogs

6.1.1 Potential als Arbeitsmaterial für die kommunalen Wohnberatungsstellen

Mit dem dritten Pflegestärkungsgesetz (PSG III) wird die Rolle der Kommunen bei der „Sicherstellung der Pflege" gestärkt (*Siebter Bericht zur Lage der älteren Generation in der Bundesrepublik Deutschland. Sorge und Mitverantwortung in der Kommune - Aufbau und Sicherung zukunftsfähiger Gemeinschaften*, 2016. S.216). Dabei ist das altersgerechte Wohnen einer der vier wesentlichen Schwerpunkte. Die Kommunen sind mit dem PSG III stärker als je zuvor in die Verantwortung gezogen, bedarfsgerechte Unterstützungsangebote vorzuhalten. Hierbei sind die Wohnberatungsstellen eine Struktur, um einem Teil des gesetzlichen Beratungsauftrags nachzukommen. Die flächendeckende Verfügbarkeit der Wohnberatungsstellen unterscheidet sich je nach Bundesland und Kommune in hohem Maße. Zumindest in NRW sind die Wohnberatungsstellen gut ausgebaut (*Siebter Bericht zur Lage der älteren Generation in der Bundesrepublik Deutschland. Sorge und Mitverantwortung in der Kommune - Aufbau und Sicherung zukunftsfähiger Gemeinschaften*, 2016). Weiterhin unterscheiden sich die lokalen Strukturen der Wohnberatungsstellen in Bezug auf die Qualität der Beratung. Hauptamtliche und teilweise auch ehrenamtliche Personen sehr unterschiedlicher Professionen und mit unterschiedlichem Wissensstand bieten Beratungsleistungen an. „*Die Verfügbarkeit und Qualität der Beratungsleistungen fällt somit regional sehr unterschiedlich aus"* (*Siebter Bericht zur Lage der älteren Generation in der Bundesrepublik Deutschland. Sorge und Mitverantwortung in der Kommune - Aufbau und Sicherung zukunftsfähiger Gemeinschaften*, 2016) (S.233).

Der 7. Altenbericht betont, dass den kommunalen Beratungsstrukturen vermehrte Aufgaben zukommen, sie jedoch auch die Ressourcen und Kompetenzen erhalten müssen, diese Aufgaben wahrzunehmen (*Siebter Bericht zur Lage der älteren Genera-*

© Springer Fachmedien Wiesbaden GmbH, ein Teil von Springer Nature 2019
C. Naumann, *Wohnumfeldverbesserungen für Menschen mit Demenz*,
Best of Pflege, https://doi.org/10.1007/978-3-658-24754-6_7

tion in der Bundesrepublik Deutschland. Sorge und Mitverantwortung in der Kommune - Aufbau und Sicherung zukunftsfähiger Gemeinschaften, 2016). Dieser Katalog soll einen Beitrag dazu leisten, den BeraterInnen Wissen zur Wohnumfeldverbesserung für Menschen mit Demenz zur Verfügung zu stellen, um die Empfehlung bedarfsgerechter Interventionen zu unterstützen. Dafür wurde er so konzipiert, dass er für BeraterInnen ohne besondere Kenntnisse über Demenz einen kurzen Überblick über die wesentlichen Veränderungen bereitstellt und die Problemlagen der MmD beleuchtet. Zudem werden in den allgemeinen Kapiteln Kenntnisse zu unterschiedlichen Gestaltungsthemen vermittelt. Ausgehend von den einzelnen Maßnahmen zeigt der Katalog systematisch die Kontextbedingungen, die im Rahmen der Beratungssituation zu berücksichtigen sind. Es bleibt jedoch die Frage bestehen, ob die Aufzählung der wesentlichen Rahmenbedingungen und Ergänzungen der Hinweise ausreicht, um BeraterInnen mit sehr wenig Kenntnis zum Thema bei der Wahl der passenden Maßnahme zu unterstützen. Dies sollte anhand von Fallbeispielen in der Praxis getestet werden.

Für Beratende mit einem hohen Wissensstand zu pflegerelevanten Themen und Wissen um die Problemlagen von Menschen mit Demenz könnte die detaillierte Auflistung der Rahmenbedingungen womöglich beleidigend sein. Es wäre wünschenswert, dass sich jede/r Beratende bei der Nutzung des Maßnahmenkatalogs die Bestandteile heraussucht, die für die jeweilige Situation hilfreich erscheinen. Die Formulierungen im Katalog sind bewusst als Empfehlungen gehalten, um das Gefühl einer strikten Richtlinie zu vermeiden. Dennoch wurden ausschließlich evidenzbasierte Maßnahmen inkludiert, da der potentielle Erfolg nachgewiesen sein sollte und die enthaltenen Hinweise wurden auf Grundlage von Studien und anderer Fachliteratur entwickelt.

6.1.2 Komplexität und Umfang des Katalogs

WERTUNG DER STRUKTUR DES KATALOGS

Die Grundstruktur des Katalogs beruht auf den Kriterien zur Feststellung der Pflegebedürftigkeit des SGB XI. Dies ist aus unterschiedlichen Gründen vorteilhaft. Zum einen sind die AnwenderInnen mit den Strukturen der Sozialgesetzgebung vertraut und können damit leicht durch den Katalog navigieren. Weiterhin ist in Anbetracht der Aktualität der Gesetzesgrundlage die Wahrscheinlichkeit von grundlegenden Veränderungen in naher Zukunft eher gering.

Nachteil der Anlehnung an die Sozialgesetzgebung sind die vielen Nebengruppen, die in den Begutachtungsrichtlinien aufgeführt werden. Diese Aktivitäten sind Ausprägungen der acht Lebensbereiche, aber nicht alle sind im Zusammenhang mit Wohnumfeldverbesserung relevant. Dennoch sollten alle Ausprägungen in der Struktur des

Katalogs enthalten sein. Dies resultiert in einer hohen Anzahl an *„nicht belegten"* Nebengruppen. Auf zehn Nebengruppen, denen Maßnahmen zugeordnet wurden kommen 68 leere Nebengruppen. Im Inhaltsverzeichnis der *„langen"* Version (siehe Kapitel 4.2 auf Seite 69) werden die nicht belegten Nebengruppen zwar aufgeführt, sie sind jedoch für eine bessere Übersicht im Katalog nicht enthalten.

Weiterhin zeigt die Hochrechnung der Seitenzahlen, dass der gesamte Katalog in der fertiggestellten Fassung relativ umfangreich ausfällt. Obwohl bisher *„nur"* 84 Maßnahmen integriert sind hätte der Katalog schätzungsweise rund 300 Seiten im Maßnahmenteil (Teil II). Dies erscheint für eine papierbasierte Version zu lang.

KONTEXTFAKTOREN MACHEN EINEN GROBTEIL DES UMFANGS AUS

Die detaillierte Auszählung der bei einer Maßnahme relevanten Kontextfaktoren macht etwa 50% des Seitenanteils bei den Maßnahmenseiten aus und trägt somit im Wesentlichen zum Umfang des Katalogs bei. Die Kontextbedingungen dienen aber dazu, die BeraterInnen darauf aufmerksam machen, dass dieser Aspekt im Einzelfall wichtig sein kann. Die Einschätzung, ob das in dem betreffenden Fall zutrifft oder nicht obliegt stets den BeraterInnen. Somit kann die Beratungssituation mit diesem Katalog in Bezug auf die relevanten Rahmenbedingungen nur dahingehend unterstützt werden, dass eine Liste an Faktoren vorbereitet wurde, die in der Beratungssituation diskutiert werden können. Der Katalog ist **kein Instrument um die Angemessenheit einer Intervention im Einzelfall beurteilen.** Die Einschätzung der Ausprägung einer Beeinträchtigung und die damit zusammenhängende Auswirkung auf die Passung einer Maßnahme obliegen den BeraterInnen.

VERHÄLTNISMÄBIGKEIT

Der Katalog weist deutlich auf die Komplexität der Einflussfaktoren hin, welche die Passung einer Maßnahme zum Gesundheitsproblem beeinflussen. Im Katalog werden zum einen die Kontextvariablen, die in direktem Wirkungszusammenhang mit einer Maßnahme stehen erfasst, zum anderen auch Einflussfaktoren mit indirektem Zusammenhang aufgeführt. Am Beispiel der Maßnahme *„Treppenschutzgitter"* werden daher nicht nur die personenbezogenen Faktoren erfasst, die zur Minimierung der Sturzrisiken durch das Treppenschutzgitter relevant sein könnten, sondern auch Voraussetzungen für die allgemeine Treppennutzung, wie beispielsweise körperliche Funktionen. Auch die Umweltfaktoren beinhalten Hinweise zu baulichen Voraussetzungen, die in direktem Zusammenhang mit den Maßnahmen stehen, wie die Tragkraft der angrenzenden Wand, die durch weiterführende Hinweise, wie z.B. die Verbesserung der Beleuchtungssituation, ergänzt werden.

Die Unterscheidung in Faktoren mit direktem und indirektem Wirkungszusammenhang kann zur Verbesserung der nutzerzentrierten Planung beitragen und die Wahl der passenden Maßnahme erleichtern, jedoch gegebenenfalls die AnwenderInnen überfordern. Obwohl die Anzahl der Kontextfaktoren auf wenige Faktoren pro Kapitel eingeschränkt wurde, könnte der Katalog in der Anwendung als zu umfassend erachtet werden. Sicher wird es Fälle geben, bei denen umfassendes Wissen vorliegt, auf entsprechende Erfahrungen zurückgegriffen werden kann. Ob er sich für die Anwendung in jedem Fall eignet sollte im Rahmen von Praxisuntersuchungen getestet werden. Zudem sollten Möglichkeiten der Zusammenfassung oder Reduzierung der Kontextfaktoren geprüft werden.

6.1.3 Flexibilität des Katalogs in Bezug auf Veränderungen

Die Gliederung des Katalogs und die Klassifizierungssystematik der Maßnahmen wurden auf Grundlage der aktuellen Gesetzeslage entwickelt. In Bezug auf die Möglichkeit neue Maßnahmen zu integrieren ist der Katalog beinahe grenzenlos erweiterbar. Die Notation der Maßnahmen ist so angelegt, dass bis zu 99 Maßnahmen je Untergruppe erfasst werden könnten. Da die Maßnahmen innerhalb von Nebengruppen in unterschiedlichen Untergruppen erfasst werden beträgt die maximale Anzahl an Maßnahmen für jede Nebengruppe 10 x 99 = 990 (Anzahl Untergruppen x Anzahl Maßnahmen).

Auch das Hinzufügen neuer Untergruppen ist denkbar. Sollten wesentliche Problemlagen der Menschen mit Demenz in der aktuellen Version in den Untergruppen fehlen, können diese hinzugefügt werden. Die Notation der Untergruppen würde sich dann nach dem Schema A06 bzw. S06 erweitern. Neue Maßnahmen könnten dann den jeweiligen Haupt- und Nebengruppen zugeordnet werden.

Einzig das Herausnehmen von Maßnahmen aus einer Untergruppe würde zur Neubenennung der darauffolgenden Maßnahmen derselben Untergruppe führen. Dies gilt es zu vermeiden, daher könnte in diesem Fall eine Zuordnung der Maßnahme zu mehreren Bereichen erfolgen und die Maßnahme würden zwei Notationen erhalten.

6.2 Kritische Reflexion des Umgangs mit den Kontextfaktoren

6.2.1 Verwendung der ICF als Rahmenwerk

Die Verwendung der ICF als Rahmenwerk zur Kodierung der Kontextfaktoren erweist sich als hilfreiches Klassifizierungssystem. Die ICF ist international anerkannt und verbreitet und kann als gemeinsame Sprache eine Brücke zwischen den Berufsgruppen, am Bau Beteiligen und Kostenträgern bilden. Die standardisierte Sprache der ICF verwendet neutrale Definitionen, anders als defizit-orientierte Rahmenwerke (Centre of Excellence in Universal Design, 2012).

Die Verwendung der ICF in diesem Katalog ermöglicht die präzise Benennung der Kontextfaktoren und erleichtert die systematische Beschreibung des Gesundheitsproblems einer Person im Kontext der individuellen Lebenssituation in unterschiedlichen Dimensionen. Für die Beschreibung der baulichen Dimension jedoch ist die ICF nicht konkret genug und ein anderes Rahmenwerk musste hinzugezogen werden.

6.2.2 Dominanz der personenbezogenen Faktoren

Die ENABLE-AGE Studie untersuchte die Qualität der Person-Umwelt-Passung bei Sturzereignissen älterer Menschen und zeigte, dass nicht die Gesamtsumme der Barrieren mit einer hohen Anzahl an Stürzen korreliert, sondern vielmehr eine schlechte Passung von Kompetenz und Anzahl vorhandener Barrieren (GKV-Spitzenverband & Verbände der Pflegekassen auf Bundesebene, 2016). Daher ist es bei der Wahl der wohnumfeldverbessernden Maßnahme Grundvoraussetzung für eine optimale Passung, die individuelle Kompetenz der Person mit Demenz zu erfassen.

Es reicht daher nicht aus, Maßnahmen der Wohnungsanpassung nur als das Beseitigen von Barrieren zu verstehen. Vielmehr müssen die individuellen Beeinträchtigungen der Aktivitäten des täglichen Lebens einer Person sowie das subjektive Erleben des Problems Grundlage der Bedarfserfassung sein. Das Ziel der Wohnungsanpassung wäre also, die Nutzbarkeit der Wohnumgebung zu verbessern und dafür zu beurteilen, in welchem Maße eine gewünschte Aktivität in einer gegebenen Umgebung durchgeführt werden kann. Diese Beurteilung umfasst sowohl die personenbezogenen als auch die umweltbezogenen Faktoren (Iwarsson & Stahl, 2003).

Diese Zielsetzung spiegelt sich im Gemeinsamen Rundschreiben des GKV-Spitzenverbandes zu den leistungsrechtlichen Vorschriften des SGB XI vom 22.12.2016 in der Beschreibung der Leistungen zu § 40 SGB XI wider (GKV-Spitzenverband & Verbände der Pflegekassen auf Bundesebene, 2016). Der Leistungsinhalt bei Wohnumfeldverbesserung umfasst Maßnahmen, bei denen *„eine Anpassung der konkreten Wohnumgebung an die Bedürfnisse des pflegebedürftigen Menschen"* erfolgt (ebd. S. 178). Ebenso soll bei der Beratung zu den Leistungen die *„Zielsetzung im Vordergrund* (stehen), *den Wohnraum so anzupassen, dass er den individuellen Bedürfnissen entspricht"* (ebd. S. 185).

Um die Bedürfnisse der betroffenen Person zu beurteilen integriert der vorliegende Maßnahmenkatalog die personenbezogenen Faktoren. Die individuelle Kompetenz der Person mit Demenz wird in den Bereichen der Körperfunktionen, Aktivitäten und Teilhabe erfasst.

In den verfügbaren Informationsmaterialien zu Wohnumfeldverbesserung für Menschen mit Demenz werden diese Aspekte nicht ausreichend erfasst. Dort werden meist Hinweise zu baulichen Problemen beschrieben und mögliche Lösungen, nach Räumen sortiert, vorgeschlagen. Da das Wissen um die spezifischen Problemlagen der MmD im Zusammenhang mit Wohnumfeldverbesserung nicht systematisch aufbereitet ist, verfolgt der vorliegende Katalog eine andere Herangehensweise: Für jede mögliche Maßnahme werden systematisch die Bereiche beschrieben, in denen bei den personenbezogenen Faktoren die individuellen Kompetenzen in ausreichendem Maße vorhanden sein müssen.

6.2.3 Erweiterung der ICF um die baulichen Faktoren

Die umweltbezogenen Faktoren ergänzen die personenbezogenen Faktoren, um die Passung von Intervention und Kompetenz zu optimieren. Die BeraterInnen sollen mithilfe des Katalogs grundlegende Information zu den baulichen Rahmenbedingungen einer Maßnahme erhalten, um beispielsweise zu beurteilen, wie umfangreich in die bauliche Struktur eingegriffen wird und ob dies möglicherweise mit Störungen für die Person mit Demenz verbunden ist. Die Umweltfaktoren der ICF eignen sich nicht für eine konkrete Beschreibung der baulich-räumlichen Umgebung und mussten um eine Systematik zur Erfassung der Architektur-Elemente erweitert werden. Die Erweiterung der Kontextfaktoren auf eine globale Beschreibung wesentlicher baulicher Aspekte war eine Herausforderung. Die meisten vorhandenen Instrumente zur Beurteilung der Umweltfaktoren in der häuslichen Umgebung älterer Menschen sind anders strukturiert. Ein Großteil der Instrumente erfasst Barrieren oder Schwierigkeiten in der baulichen Umgebung wie beispielsweise Treppen im Eingangsbereich und schlägt dann Lösungen zur Beseitigung der Barrieren vor.

Der Housing Enabler beispielsweise ist ein Instrument zur Beurteilung der häuslichen Umgebung in Hinblick auf Mobilitätsbeinträchtigungen (Iwarsson, 1999). Schwerpunkt dieses Instruments liegt auf der Erfassung von baulichen Hindernissen wie Rampen, Treppen und Bewegungsflächen sowie der Erreichbarkeit von Objekten wie Lichtschaltern in rollstuhlgerechter Höhe. Das Instrument enthält nach räumlichen Bereichen der Wohnumgebung sortierte Tabellen mit baulichen Hinweisen. Darin wird z.B. angegeben, dass Flure eine Mindestbreite von 1,5m haben sollten, eine Breite von 1,0m jedoch ausreicht, sofern alle 10m eine Wendemöglichkeit von 1,50m vorhanden ist. Es werden keine Hinweise zu Rahmenbedingungen gegeben und die Angaben beziehen sich auf nationale Standards in Schweden.

Das Home Environmental Assessment Protocol (HEAP) (Gitlin u. a., 2002) beurteilt die Wohnumgebung von Menschen mit Demenz auf das Vorhandensein von Barrieren oder Förderfaktoren hin. So werden beispielsweise das Vorhandensein von Beschilderungen oder die Verwendung von Kontrasten zur Verdeutlichung von Objekten erfasst. Wie das allerdings konkret in der baulichen Umgebung umgesetzt ist und welche Bauteile betroffen sind wird nicht erfasst. In der Frage der Beurteilung der Umweltbedingungen erwiesen sich derartige Instrumente als nicht hinreichend detailliert.

Für den vorliegenden Maßnahmenkatalog sollte eine Systematik gefunden werden, die auf der einen Seite global genug ist und alle baulichen Faktoren beinhaltet, und auf der anderen Seite konkret genug werden kann, um die Faktoren im Maßnahmenfall spezifisch zu beschreiben. Daher konnte nicht auf bestehende Instrumente zur Erfassung von Umweltfaktoren zurückgegriffen werden, sondern es wurde die DIN 276 – Kosten im Bauwesen herangezogen. Diese wird auch in anderen Bereichen der Architekturforschung, beispielsweise bei der Ökobilanzierung, angewendet, um bauliche Faktoren zu systematisieren. Da sie in Bezug auf die Mensch-Umwelt-Beziehung in der Frage nach der Oberflächenqualität nicht konkret genug ist, musste sie jedoch um diesen Aspekt erweitert werden.

6.2.4 Ausschluss der rechtlichen Rahmenbedingungen des Baubereichs

Für das Wohnen in der häuslichen Umgebung – ob in selbstgenutztem Eigentum oder in Mietwohnungen – bilden die Baugesetzgebung (BauGB) und die Landesbauordnungen (BauO NRW) der einzelnen Bundesländer den Planungsrahmen (Kaiser, 2014). Auf Bundesebene sind z.B. Definitionsbereiche unterschiedlicher Gebäudearten, Regelungen zur Erschließung, Abstandsflächen zwischen Gebäuden und das Bauantragsverfahren festgelegt. Darüber hinaus geben die Landesbauordnungen der jeweiligen Bundesländer die Rahmenbedingungen für Themen wie Brandschutz, Wärmeschutz, Bauprodukte und Beschaffenheit von Bauteilen vor. Weiterhin sind dort z.B. Anforderungen an Aufenthaltsräume, Wohnungen, Bäder und Treppen geregelt. Das wesentliche Ziel der Bauordnungen besteht darin, durch die Festlegung von rechtlichen Rahmenbedingungen für das Bauwesen die Sicherheit für Individuen und die Öffentlichkeit zu gewährleisten.

Obwohl die Baugesetzgebung und die Landesbauordnungen wesentliche Regelwerke für das Bauwesen sind, wurden beide aus den folgenden Gründen nicht in diesen Katalog integriert. Wohnumfeldverbessernde Maßnahmen berühren nur im Einzelfall Bereiche, die unter die Regelung rechtlicher Rahmenbedingungen fallen. Zudem sind die baulichen und rechtlichen Voraussetzungen zu individuell, als dass sie maßnahmenspezifisch erfasst werden könnten. Eine Integration potentiell anzuwendender rechtlicher Regelungen hätte die Anzahl der Hinweise ins Bodenlose erhöht, ohne konkret werden zu können. Ein Großteil der Hinweise wäre in die Kategorie „könnte sein, dass das irgendwann vielleicht mal zutrifft" gefallen. So kann z.B. im Einzelfall in Treppenhäusern von Mehrfamilienhäusern aus Brandschutzgründen kein beidseitiger Handlauf installiert werden, wenn dadurch der notwendige Fluchtweg unter das Mindestmaß fällt. Für die Durchführung der meisten wohnumfeldverbessernden Maßnahmen wird keine Baugenehmigung benötigt (Joost Van Hoof u. a., 2017). Wesentlicher Grund für den Ausschluss der rechtlichen Rahmenbedingungen aus diesem Katalog ist die Tatsache, dass die AnwenderInnen des Katalogs nicht den gesetzlichen Auftrag haben Architekturleistungen zu erbringen und daher professionsspezifische Regelungen des Baubereichs nicht wissen müssen.

6.2.5 Integration der DIN-Normen in den Katalog

Die DIN-Normen legen wichtige Qualitätsstandards für das Bauwesen fest. Diese sind jedoch auf den *„Normmenschen"* zugeschnitten, müssen also bei einer Person mit Demenz unter Umständen anders angewendet werden. Ziel der Erfassung der DIN-Normen war es, den AnwenderInnen ein Verständnis dieser Handlungsgrundsätze der Architektur und des Bauwesens zu ermöglichen. Dafür wurden wesentliche Inhalte der relevanten Normen in Hinblick auf ihre Nutzergerechtigkeit überprüft und entsprechende Hinweise bei den Maßnahmen ergänzt. Mithilfe dieser Hinweise sind die AnwenderInnen in der Lage, wichtige bauliche Gegebenheiten auf ihre Passung zum Gesundheitsproblem hin zu überprüfen. Ohne die spezifischen Hinweise zu den Inhalten der Normen wäre die Kodierung der *„Handlungsgrundsätzen des Architektur- und Bauwesens"* (e5152) nicht möglich gewesen. Diese Kategorie ist in der ICF bewusst global gefasst, für die Anwendung in diesem Maßnahmenkatalog ohne zusätzliche Hinweise allerdings aussagelos.

Der siebte Altenbericht verweist auf die Wissenslücken der Akteure des Bauwesens in Bezug auf das Potential der Wohnungsanpassung für ältere Menschen (*Siebter Bericht zur Lage der älteren Generation in der Bundesrepublik Deutschland. Sorge und Mitverantwortung in der Kommune - Aufbau und Sicherung zukunftsfähiger Gemeinschaften*, 2016). Wenn das Thema Barrierearmut jedoch nicht im Bauwesen angekommen ist liegt die Vermutung nahe, dass es um das Wissen zu demenzgerechter Wohnungsanpassung noch schlechter steht. Die Integration baulicher Voraussetzungen bei den wohnumfeldverbessernden Maßnahmen soll einen Beitrag dazu leisten, diese Wissenslücke des Baubereichs mithilfe der WohnberaterInnen zu überbrücken. Dabei stellt sich die Frage, ob es Sinn macht, Wissenslücken indirekt über dritte Personen zu schließen, oder ob nicht lieber auch die Akteure des Baubereichs geschult werden sollten. Auf der anderen Seite sind im Gegensatz zum Bauwesen die meisten Wohnberatungsstellen vermehrt mit dem Problem konfrontiert und der Anteil derer, die es nicht betrifft, sollte gering sein. Die Zielgruppe des Katalogs sind alle Personen, die Beratungen zu Wohnumfeldverbesserung durchführen. Diese sind in den Wohnberatungsstellen konzentriert. Im Rahmen von Weiterbildungsveranstaltungen können die

BeraterInnen leichter und flächendeckender erreicht werden als beispielsweise der Berufsstand der ArchitektInnen, von denen nur ein geringer Teil mit dem Problem zu tun haben wird.

MÖGLICHE REDUKTION ENTHALTENER DIN-NORMEN

Bei der weiteren Ausarbeitung des Katalogs sollte in Bezug auf die baulichen Faktoren kritisch hinterfragt werden, ob die Erfassung der DIN-Normen für die Anwendung in Beratungsstellen zu weit geht. Der Grundgedanke an der Integration der DIN-Normen ist der Verweis auf Qualitätsstandards, indem jene Hinweise aus den Normen eingefügt werden, die für die Anwendung der Maßnahme relevant sind. So ist es bei dem Treppenschutzgitter wichtig, dass die Höhe der Oberkante mindestens 90cm beträgt. Das ist anders als bei Kindern, da für Erwachsene aufgrund des höheren Körperschwerpunktes die übliche Geländerhöhe eingehalten werden sollte. Auf der anderen Seite müssen die BeraterInnen nicht beurteilen können, ob sich eine Oberfläche eines Türblattes zum Streichen eignet oder nicht. So etwas kann ggf. ein Maler einschätzen, der mit der Durchführung beauftragt wird.

6.3 Chancen und Grenzen

6.3.1 Entwicklung des ICF Core Sets Demenz-Wohnungsanpassung als Grundlage zur Evaluation des Effekts von wohnumfeldverbessernden Maßnahmen

Eine Stärke des Katalogs ist die Entwicklung der ICF-basierten Liste *„Demenz-Wohnungsanpassung"*. Die ICF ist als Rahmenwerk für die Beurteilung des Gesundheitsproblems einer Person in ihrer aktuellen Lebenssituation für alle Altersgruppen mit unterschiedlichen Einschränkungen anwendbar. Dies bedeutet aber auch, dass eine Unmenge an Kategorien in der ICF enthalten sind, die in diesem Anwendungsfall nicht gebraucht werden. Aus diesem Grund wurde das ICF Core Set entwickelt.

ICF Core Sets sind Kurzfassungen der ICF Kategorien, die auf einen speziellen Anwendungsfall zugeschnitten sind. Die Entwicklung von ICF-basierten Core Sets sollte anhand eines standardisierten Verfahrens erfolgen (Selb u. a., 2015). Dieses Verfahren besteht aus drei Phasen und dauert in der Regel mehrere Jahre.

Zunächst wird das Gesundheitsproblem in einer ersten Phase (Vorbereitungsphase) aus unterschiedlichen Perspektiven untersucht. Hierfür wird in einer empirischen Studie die klinische Perspektive erfasst, eine Expertenumfrage ermittelt die Perspektive der Gesundheitsexperten, eine systematische Literaturübersicht beschreibt den Stand der Forschung und in einer qualitativen Studie wird die Perspektive der Betroffenen erfragt. Die aus der ersten Phase resultierenden ICF *„Kandidaten"* werden der zweiten Phase auf einer internationalen ICF-Übereinstimmungs-Konferenz in einen ersten

Entwurf eines ICF Core Sets überführt. In der dritten Phase wird das ICF Core Set implementiert.

Die ICF-basierte Kurzliste „Demenz-Wohnungsanpassung" konnte aus Gründen der verfügbaren Ressourcen nicht auf Grundlage des beschriebenen Verfahrens erfolgen. Jedoch wurde das entwickelte ICF-Core Set unter Zugrundlegung vorhandener Core Sets für die Personengruppe der Menschen mit Demenz und unter Berücksichtigung wissenschaftlicher Studien auf diesen speziellen Anwendungsfall passgenau zugeschnitten.

Dieses ICF Core Set kann auch dazu verwendet werden, den Erfolg von wohnumfeldverbessernden Maßnahmen zu evaluieren. Anhand des Kodierschemas, welches in dieser Arbeit angewendet wurde, können auch andere, in diesem Katalog nicht enthaltene Maßnahmen systematisch kodiert werden. So ist es möglich, die komplexen Rahmenbedingungen für eine Intervention sowohl auf Seite der Person als auch umweltseitig zu erfassen. Dies kann die Eingrenzung der Outcome-Faktoren für eine Maßnahme erleichtern, da mögliche Einflussfaktoren bekannt sind und berücksichtigt werden können. Anhand der ICF Liste können alle wesentlichen Kategorien, die den Gesundheitszustand einer Person beeinflussen vor und nach einer Intervention beurteilt werden.

6.3.2 Begrenzte Anzahl der Maßnahmen im Katalog

Die größte Schwäche des Katalogs liegt sicher darin, dass bisher nur eine begrenzte Anzahl an Maßnahmen kodiert wurde. Die Wahl der exemplarischen Maßnahmen erfolgte zwar in einem Bereich, in dem möglichst viele bauliche und individuelle Voraussetzungen zu berücksichtigen sind, jedoch kann zum derzeitigen Zeitpunkt nicht ausgeschlossen werden, dass bei der Ausarbeitung weiterer Maßnahmen Faktoren berücksichtig werden müssen, die bisher nicht erfasst sind. Die in der aktuellen Entwurfsfassung des Katalogs integrierten Interventionen begrenzen auch die enthaltenen DIN-Normen, da diese von den aktuellen Maßnahmen ausgehen.

Die Anwendung des Katalogs sollte vor der Kodierung der restlichen Maßnahmen zunächst erprobt werden um mithilfe der Rückmeldung der AnwenderInnen kritische Stellen in der Anwendung des Katalogs zu identifizieren.

6.3.3 Güte durch evidenzbasierte Maßnahmen

Der positive Effekt der Umgebung ist hinreichend belegt und wird in vielen Studien beforscht (J. Van Hoof & Kort, 2009) (Gitlin & Winter, 2003). Vorhandene Gestaltungsempfehlungen basieren jedoch häufig auf Hypothesen, inwieweit die Gesundheitssituation einer Person durch die Umgebung positiv beeinflusst werden kann.

Daher wurden bei der Entwicklung dieses Katalogs ausschließlich Maßnahmen integriert, zu denen Ergebnisse aus Studien mit Menschen mit Demenz vorliegen und die einen nachweislichen Erfolg aufweisen. Die angesprochenen Studien haben zwar durchweg eine kleine Stichprobe und sind nicht kontrollierte Studien, allerdings ist dies unter Berücksichtigung der komplexen Rahmenbedingungen und des Settings weder anders möglich noch nötig. Schon Lawton betonte, dass es bei der Komplexität der Person-Umwelt-Konstellation nicht möglich ist, jemals lineare experimentelle kontrollierte Studien durchzuführen (Lawton, 2001). Als ein Gegenpol zum breiten Angebot an grauer Literatur zu Wohnumfeldverbesserung ist die Reduktion auf möglichst evidenzbasierte Maßnahmen als ein erster Schritt zur systematischen Aufbereitung vorhandener Informationen zu verstehen.

Trotzdem ist es für den Umgang mit diesem Katalog wesentlich, die vorgeschlagenen Maßnahmen und relevanten Rahmenbedingungen nicht als starres Konzept zu werten, sondern eher im Sinne einer Aufzählung potentieller Förderfaktoren und Hemmnisse zu sehen. Die eingeschlossenen Maßnahmen sind keine abschließende und verbindliche Liste. Es können in allen Bereichen weitere Maßnahmen hinzugefügt werden. Die vorgeschlagenen Maßnahmen zeigen mögliche Lösungen für demenzspezifische Problemlagen. Die Kontextfaktoren weisen auf potentielle Stellschrauben hin, die bei den Maßnahmen berücksichtigt werden müssen. Der Katalog soll das Verständnis des Zusammenwirkens von Architektur und Demenz erweitern und zum Nachdenken über eine mögliche Optimierung dieser Wechselwirkung anregen.

6.3.4 Alternative Aufbereitung des Katalogs

Die Entwurfsfassung des Katalogs ist zunächst als eine papierbasierte Version aufbereitet. Eine Druckversion kann den Lesern einen schnellen Gesamtüberblick bieten, führt aber auch zu einigen Begrenzungen. Beispielsweise fehlt die Möglichkeit, eine rechnerbasierte Stichwortsuche im Katalog durchzuführen. Für eine weitere Fassung wäre die Aufbereitung des Katalogs in einer internetbasierten Version ähnlich der des Hilfsmittelverzeichnisses denkbar.

Ein wesentlicher Vorteil einer rechnerbasierten Version wären alternative Sortierweisen. Die teilsprechende Notation der Maßnahmen erlaubt dem Nutzer, die Maßnahmen bei Bedarf nach Untergruppe anzuzeigen und beispielsweise eine Liste mit allen Maßnahmen bei eingeschränkter Kontrastwahrnehmung aus den verschiedenen Lebensbereichen in einer Übersicht zu erstellen. Die Abb. 36 illustriert die Liste der möglichen Maßnahmen in der Untergruppe A01 in allen Lebensbereichen. So erhalten die LeserInnen auf schnellem Wege einen Überblick über alle Maßnahmen des Katalogs, die körperliche Beeinträchtigungen ausgleichen sollen. Eine individuelle Sortierung der Informationen durch den Nutzer ist in der Papierversion nicht möglich. Hier müssen die LeserInnen durch die unterschiedlichen Nebengruppen blättern und nach den jeweiligen Untergruppen suchen oder alternativ das Inhaltsverzeichnis nach der Untergruppe in den Maßnahmennummern durchsehen.

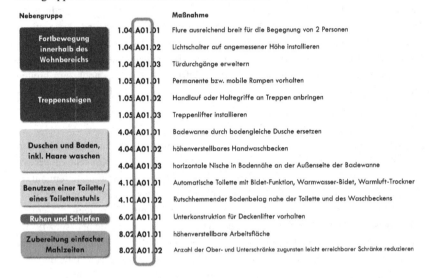

Abb. 36 Darstellung der alternativen Sortierung: Liste aller Maßnahmen in der Untergruppe A01 – Körperliche Beeinträchtigungen. Eigene Grafik

In einer digitalen Version des Katalogs könnten außerdem die Anmerkungen bei den Kontextfaktoren zunächst ausgeblendet sein und bei Bedarf über kleine Informations-symbole per Mouseover-Funktion angezeigt werden (siehe Abb. 37). Dies wäre we-sentlich platzsparender und würde die Seitenanzahl der Kontextfaktoren etwa um die Hälfte reduzieren.

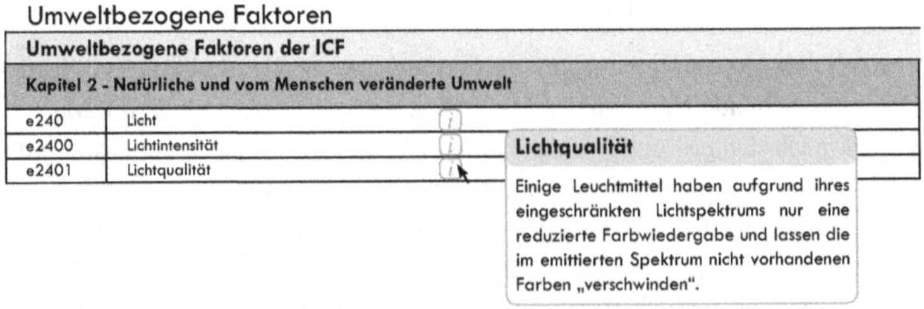

Abb. 37 Darstellung der Mouseover-Funktion für die Anzeige der Anmerkungen. Eigene Grafik

Einige wohnumfeldverbessernde Maßnahmen stehen in Zusammenhang mit dem Einsatz von Hilfsmitteln. Es wäre denkbar, in einer digitalen Version des Katalogs Verlinkungen zum Hilfsmittelverzeichnis herzustellen, um darüber weitere Informationen zur Verfügung zu stellen.

6.4 Methodenkritik

6.4.1 Methodische Begrenzungen aus theoretischen Vorarbeiten

Die im Katalog eingeschlossenen Maßnahmen stammen aus einer systematischen Literaturübersicht, die im Rahmen einer theoretischen Vorarbeit erstellt wurde. Die in der Literaturarbeit festgelegten Ein- und Ausschlusskriterien für die wohnumfeldverbessernden Maßnahmen liegen auch diesem Katalog zugrunde. Daher sind in diesem Katalog keine Maßnahmen enthalten, die technische Produkte ohne bauseitige Voraussetzungen betreffen (bspw. Plug-and-Play). Zudem sind reine AAL-Maßnahmen und lichttechnische Maßnahmen ausgeschlossen. Außerdem wird die Vielzahl möglicher Maßnahmen, die in Broschüren und Online-Veröffentlichungen verfügbar sind, nicht berücksichtigt, da hierfür keine eindeutige Studienlage zur Wirksamkeit der Maßnahmen vorliegt. Diese methodische Begrenzung hätte durch eine erneute Literaturrecherche vermieden werden können, dies war aber aus zeitlichen Gründen nicht durchführbar.

Die Zuordnung der Maßnahmen zu den jeweiligen Lebensbereichen erfolgte in einer weiteren theoretischen Vorarbeit – dem Analyseinstrument. Im Rahmen der vorliegenden Arbeit wurden die Zuordnung der Maßnahmen und die Begriffsbezeichnungen der Gruppen erneut geprüft und bei Bedarf angepasst. Im Vergleich zur Klassifikationssystematik des Maßnahmenkatalogs umfasst das Analyseinstrument nur eine geringere Anzahl an Haupt- und Nebengruppen. Es sind nur jene Gruppen enthalten, die auch mit Maßnahmen belegt sind. Dies bedeutet zwar eine Einschränkung der Vollständigkeit des Katalogs, ermöglicht aber den AnwenderInnen einen besseren Überblick über mögliche Interventionsbereiche. Sollten weitere Nebengruppen mit Maßnahmen belegt werden, erfordert dies eine Anpassung des Analyseinstruments. Eine Alternative wäre das Aufnehmen leerer Nebengruppen gewesen, dies wäre vermutlich in der Anwendung des Katalogs eher frustrierend. Aus diesem Grund sind die leeren Nebengruppen in der langen Version des Inhaltsverzeichnisses in der vorliegenden Arbeit aufgeführt und mit „nicht belegt" gekennzeichnet, aber nicht im Inhaltsverzeichnis des Maßnahmenkatalog enthalten.

6.4.2 Wahl des Themas Mobilität als exemplarisches Thema

Einschränkungen der Mobilität sind ein wesentlicher Ausgangspunkt für viele bauliche Veränderungen in der häuslichen Umgebung. Viele Menschen mit Demenz leiden unter Beeinträchtigung ihrer Möglichkeiten, sich selbständig in ihrer gewohnten Umgebung fortzubewegen. Dies hat aber häufig nicht nur körperliche Gründe, sondern resultiert vielfach aus eingeschränkter Sehfähigkeit bzw. Kontrastwahrnehmung oder Orientierungs- und Wahrnehmungsschwierigkeiten. Die Begutachtungsrichtlinien sehen nicht vor, dass diese Schwierigkeiten im Lebensbereich Mobilität erfasst werden. Vielmehr sind sie explizit aus der Definition des Lebensbereichs ausgeschlossen.

Um die besonderen Problemlagen der Menschen mit Demenz aufzuzeigen, wurde für die exemplarische Ausarbeitung der Katalogseiten der Lebensbereich Mobilität gewählt. Die wesentlichen personenseitigen Voraussetzungen werden nicht nur in den Bereichen der körperlichen Beeinträchtigungen, sondern auch in mentalen Funktionen, Sinnesfunktionen und Aktivitäten erfasst.

Mobilität wurde zudem als exemplarisches Thema für diesen Katalog gewählt, weil in diesem Lebensbereich viele architektonische Aspekte berührt werden. Insbesondere am Beispiel des Treppensteigens zeigt sich, dass viele bauliche Rahmenbedingungen bestehen. Die DIN-Normen haben für das Gebiet der Treppen bereits viel Definitionsarbeit geleistet. Neben vielen baulichen Faktoren betrifft das selbständige Treppensteigen auch eine Vielzahl an individuellen Voraussetzungen wie Kraft, Bewegungskoordination und Sinnesfunktionen.

6.4.3 „Zweckentfremdete" Anwendung der ICF

Die intendierte Anwendung der ICF ist ausgehend von der betroffenen Person. Schwerpunkt liegt auf der Betrachtung des Gesundheitsproblems einer Person in der Gesamtheit ihrer Lebenssituation.

In diesem Katalog wird die ICF sozusagen *„rückwärts"* verwendet. Ausgehend von der Perspektive der Maßnahmen werden die wesentlichen Kontextbedingungen erfasst, die auf Seiten der Person und der Umwelt eine Rolle spielen können. Diese Vorgehensweise wurde auch in anderen ICF-basierten Anwendungsfällen verfolgt. Der Katalog *„Ergotherapie in der ambulanten und mobilen Rehabilitation"* ist eine Leistungsbeschreibung für die geriatrische Rehabilitation auf Grundlage der ICF (Klier & Georg, 2012). Darin werden typische Rehabilitationsleistungen der Ergotherapie mithilfe der ICF kodiert. Ausgehend von einer Indikation werden die damit zusammenhängenden ergotherapeutischen Ziele in den Bereichen der Körperfunktionen, Aktivitäten und Umweltfaktoren auf Grundlage der ICF beschrieben. So werden beispielsweise bei der Indikation *„Haushaltsführung"* (d630/d640/d650) bei den

Zielen unter anderem das *„Zubereiten von Mahlzeiten"* (d630) und *„Gehen"* (d450) als notwendige Aktivität, bei den Körperfunktionen *„emotionale Funktionen"* (b152) und *„Sehen"* (d110) und bei umweltbezogenen Voraussetzungen *„andere um Unterstützung bitten"* (e310) kodiert. So ist für jede ergotherapeutische Indikation eine Liste mit damit zusammenhängenden zusätzlichen Voraussetzungen aufgeführt.

In Anlehnung an dieses Schema werden in diesem Katalog ausgehend von der Maßnahme die damit zusammenhängenden Voraussetzungen für eine Intervention erfasst und mithilfe der ICF kodiert. Die Verwendung der ICF-Faktoren ist also maßnahmenspezifisch ausgerichtet und die Betrachtung des Gesundheitsproblems der betroffenen Person und ihrer Lebenssituation erfolgt mithilfe der festgelegten Faktoren in der Beratungssituation.

6.4.4 Antizipieren der relevanten Rahmenbedingungen

Zur Erleichterung der Wahl einer passenden Maßnahme sollen in der Beratungs- oder Begutachtungssituation die Kontextfaktoren für das individuelle Gesundheitsproblem einer Person beurteilt werden. Dabei können sowohl die personenbezogenen als auch die baulichen Voraussetzungen sehr vielfältig sein.

Eine Herausforderung war die Festlegung der wesentlichen Kontextfaktoren. Dafür mussten die jeweils relevanten Rahmenbedingungen auf Grundlage von verfügbaren Informationen zu den Maßnahmen antizipiert werden. Teilweise liegen sehr wenig Information zu den einzelnen Maßnahmen vor, bei einigen nur die Bezeichnung. Die Erstellung der Maßnahmenbeschreibung und der Indikation war richtungsgebend für die Kodierung der Kontextfaktoren.

Die Gesundheitsprobleme der Personen mit Demenz sind sehr unterschiedlich und daher können die zu berücksichtigenden personenbezogenen Faktoren sehr unterschiedliche Ausprägungen haben. Dieser Entwurf versucht an den gewählten Beispielen die wesentlichen personenseitigen Voraussetzungen zu erfassen. In der Liste der personenbezogenen Faktoren sind bei den jeweiligen Maßnahmen allerdings mehr Faktoren erfasst als im Einzelfall zutreffen werden. Dies liegt daran, dass die potentiellen Voraussetzungen möglichst vollumfänglich aufgeführt werden sollten. Im individuellen Fall werden wahrscheinlich aus der Gesamtliste der Faktoren einige zutreffen und beurteilt werden müssen und andere Voraussetzungen kein Hindernis darstellen.

Es kann nicht ausgeschlossen werden, dass noch Lücken bei der Erfassung der Problemlagen der Menschen mit Demenz und der Auflistung der Kontextfaktoren bestehen. Daher wird empfohlen, diesen Entwurf vor einer Veröffentlichung für eine Vollständigkeitsprüfung mit Experten aus der Pflege zu diskutieren und um Kommentare und Ergänzungen zu bitten.

Als Hilfestellung wurden die Umweltfaktoren der Architektur über die begrenzenden Bauteile kodiert. Das hat sich in der Regel als hilfreich erwiesen, bleibt im Einzelfall aber wenig aussagekräftig. In einigen Fällen ist die Maßnahme auch zu umfangreich, um alle eventuell relevanten Faktoren zu erfassen. So besteht beispielsweise bei der Maßnahme *„Kontrastierende Farbe zum Hintergrund für Stützhilfen, Haltegriffe, Geländer und Türgriffe"* die wesentliche Wirkungsweise in der Erhöhung des Kontrastes zur Verbesserung der Sichtbarkeit eines Objektes. Von daher sind als bauliche Faktoren die Oberflächenbeschaffenheit des Hintergrundes zu berücksichtigen. Bei dieser Maßnahme können jedoch unterschiedliche bauliche Elemente betroffen sein. Im Falle der Stützhilfen und Haltegriffe wird es meist eine Innen- oder Außenwand sein. Bei Geländern kommen als Hintergrund möglicherweise auch Treppenstufen in Betracht. Da das Geländer aus dem Handlauf und den Sprossen besteht kann der gesamte Treppenraum als *„Hintergrund"* fungieren. Türgriffe wiederum befinden sich auf Türblättern. Es wären also für diese Maßnahme theoretisch vier unterschiedliche Bauteile (Außenwand, Innenwand, Tür, Treppe) zu kodieren. Da es für die Beurteilung der Passung einer Maßnahme jedoch ausreicht zu beurteilen, ob sich der Hintergrund für die Herstellung eines Kontrasts eignet, wird in den Kontextfaktoren nur *„Oberfläche"* kodiert.

Die Maßnahme *„Kontrast erhöhen"* kann einerseits durch eine Veränderung des Hintergrunds und andererseits durch eine Veränderung des Objektes herbeigeführt werden. Dies kann unter Umständen eine Neuinstallation eines Hilfsmittels bedeuten. Daher wurden zusätzlich Faktoren kodiert, die nur indirekt mit der Maßnahme im Zusammenhang stehen. So wird beispielsweise bei der oben genannten Maßnahme auf Oberflächenqualitäten zu installierender Haltegriffe oder Geländer hingewiesen. Da dieser Faktor nur in indirektem Wirkungszusammenhang mit der Maßnahme steht, wird er in der Bezugsspalte mit ** gekennzeichnet.

Die Erfassung aller potentiell relevanten baulichen Faktoren erscheint sehr umfangreich. Um die Liste der Kontextfaktoren auf den Maßnahmenseiten möglichst kurz zu halten, wurden daher wenn möglich maßnahmenübergreifende Hinweise zu baulichen Gegebenheiten in die Einleitungen der Kapitel zur jeweiligen Nebengruppe ausgelagert. In einer weiteren Version des Katalogs sollte die Kodierweise der Kontextfaktoren kritisch geprüft werden.

6.4.5 Umgang mit konträren Zielsetzungen

Manche Maßnahmen verfolgen gegensätzliche Zielsetzungen. Ein Treppenschutzgitter kann einerseits eine Person mit Demenz daran hindern, ein anderes Geschoss der Wohnumgebung ohne Aufsicht zu betreten, oder anderseits den Kopf einer Treppe absichern, ohne eine selbständige Treppennutzung einzuschränken. Letzter Fall setzt voraus, dass die Person das Gitter bedienen kann. Die Kontextfaktoren, die in dem jeweiligen Fall zutreffend sind, unterscheiden sich teilweise stark voneinander. Für den Fall der selbständigen Nutzung sollte die Person in der Lage sein, Treppen zu steigen. Soll das Treppenschutzgitter die Treppe absperren ist dies nicht nötig. In der aktuellen Fassung des Katalogs sind die Kontextfaktoren für beide Zielsetzungen gemeinsam aufgeführt. Hilfreich wäre möglicherweise eine farbliche Kennzeichnung der jeweiligen Zielsetzung gewesen. Alternativ wäre es möglich, die Maßnahme aufzuteilen und die Kontextfaktoren für die beiden Zielsetzungen getrennt voneinander zu erfassen.

An diesem Beispiel wird der Beratungsauftrag der Wohnberatung besonders deutlich. Die BeraterInnen müssen die Zielsetzung einer Maßnahme mit der individuellen Zielsetzung einer Person abgleichen und daraufhin die entsprechenden Voraussetzungen beurteilen. Diese Aufgabe kann der Katalog nicht übernehmen.

7 Zusammenfassung und Ausblick

*„Die Entwicklung eines Maßnahmekataloges für die Demenzbewältigung in der
eigenen Wohnung löst nur einen Teil des Problems. (...) Das Schlüsselproblem der
Wohnumfeldverbesserung liegt im Bereich der Beratung vor der Veränderung der
Wohnung."*

(BMFSFJ Bundesministerium für Familie, Senioren, Frauen und Jugend, 2002. S.117)

Bereits im vierten Altenbericht wurde betont, dass bei Personen mit körperlichen
Einschränkungen die *„qualifizierte Beratung und praktische Unterstützung bei der
Durchführung"* einer Wohnumfeldverbesserung ein entscheidender Faktor für den
Erfolg von baulichen Anpassungsmaßnahmen ist (BMFSFJ Bundesministerium für
Familie, Senioren, Frauen und Jugend, 2002. S.117). Dieser Prozess erweist sich
häufig schon bei älteren Menschen ohne kognitive Beeinträchtigungen als anspruchs-
voll. Bei der Beratung von Menschen mit Demenz kommt zudem als besondere Her-
ausforderung die Schwierigkeit für die BeraterInnen hinzu, auf Grundlage *„der verfügbaren Informationen ein ausreichendes Verständnis für die Hintergründe der
Krankheitssymptome zu erlangen"* (ebd. S.117).

Dieser Katalog soll einen Beitrag dazu leisten, die Beratenden darin zu unterstützen,
die passende wohnumfeldverbessernde Maßnahme für die betroffene Person mit
Demenz unter Berücksichtigung des individuellen Gesundheitsproblems und der
baulichen Rahmenbedingungen zu empfehlen. Dafür werden grundlegende Informationen über das Krankheitsbild vorgehalten, die dabei helfen sollen, die jeweilige Auswirkung des Gesundheitsproblems in der individuellen Beratungssituation zu verstehen. Im Hauptteil des Katalogs werden 84 mögliche weitestgehend evidenzbasierte
Maßnahmen in konzentrierter Form und in einer den AnwenderInnen zugänglichen
Systematik aufbereitet. Mithilfe der aufgelisteten Kontextfaktoren können wesentliche
personenseitige Beeinträchtigungen in den Körperfunktionen und Aktivitäten berücksichtigt und relevante Aspekte der häuslichen Umgebung beurteilt werden.

7.1 Transfermöglichkeiten in die Praxis

7.1.1 Potential des Katalogs

Der Katalog kann einen Beitrag dazu leisten, auf strukturierte Weise das komplexe
Wirkungsgefüge von Person und Umwelt zu erfassen. Er ist dabei nicht als starres
Vorschriftenwerk zu verstehen, sondern lenkt vielmehr die Blickrichtung auf die
Rahmenbedingungen, welche die individuelle Situation prägen. Im besten Fall kann

© Springer Fachmedien Wiesbaden GmbH, ein Teil von Springer Nature 2019
C. Naumann, *Wohnumfeldverbesserungen für Menschen mit Demenz*,
Best of Pflege, https://doi.org/10.1007/978-3-658-24754-6_8

die bessere Kenntnis der Beratenden um die spezifischen Problemlagen der Menschen mit Demenz und das Wissen um mögliche Maßnahmen dazu führen, dass mehr wohnumfeldverbessernde Maßnahmen für Menschen mit Demenz umgesetzt werden. Um dies erreichen zu können, muss der Katalog aber erst mal in die Praxis.

7.1.2 Implementierung in die Praxis

Vor der Fertigstellung des Katalogs sollte er zunächst in einem Feldversuch auf Praktikabilität geprüft werden. Anhand der Rückmeldung der potentiellen AnwenderInnen kann festgestellt werden, ob sich der Katalog in Bezug auf Umfang und Inhalt für die Anwendung in der gewünschten Situation eignet. Hierbei sollte geprüft werden, ob die personen- und umweltbezogenen Faktoren in ausreichendem Maße und nicht zu umfangreich aufgeführt sind sowie ob alle wesentlichen Bereiche abgedeckt werden. Zudem sollten mehrere AnwenderInnen testen, inwieweit sie die Rahmenbedingungen ähnlich einschätzen würden. Danach kann die aktuelle Entwurfsfassung vervollständigt und (ggf. in einer internetbasierten Version) aufbereitet werden.

Die Bundesarbeitsgemeinschaft Wohnungsanpassung e.V. ist ein nationaler Zusammenschluss der WohnberaterInnen und Wohnberatungsstellen. Sie bietet zertifizierte Fortbildungen für die *„Mitarbeiterinnen von Kommunen, Wohnungswirtschaft, Pflegekassen, Fachkräfte aus den Bereichen Senioren-/Behindertenarbeit in Wohlfahrtsverbänden"* mit dem Ziel an, umfassende Kenntnis zum Aufbau bzw. Erweiterung von Beratungsangeboten zu vermitteln. Ein Bestandteil dieser Fortbildung behandelt *„Wohnberatung und Demenz"*. Es wäre denkbar, diesen Katalog als Schulungsmaterial einzusetzen.

7.2 Weitere Forschungsmöglichkeiten

Die ICF eignet sich in Kombination mit der DIN 276-1 als Referenzrahmen für die Erfassung der Rahmenbedingungen für wohnumfeldverbessernde Maßnahmen. Die systematische Erfassung der Personen- und Umweltfaktoren ermöglicht einerseits eine präzise Beschreibung der Lebenssituation einer Person mit Demenz und andererseits die Bestimmung von Outcome-Kriterien für die Untersuchung von Interventionen.

Im Rahmen der Wohnberatung bzw. Pflegeberatung können für eine bedarfsgerechte Hilfeplanung die relevanten Daten einer Person mit Demenz in ihrer Lebenssituation mithilfe des Katalogs erfasst werden. Die umfassenden Informationen zu notwendigen personen- und umweltbezogenen Voraussetzungen erleichtern die Entscheidungsfindung bei der Auswahl möglicher Interventionen.

Als weiteres Argument für die Verwendung der Systematik der personen- und umweltbezogenen Faktoren kann die Möglichkeit der Bewertbarkeit des Outcomes der wohnumfeldverbessernden Maßnahmen angeführt werden. Die in den Maßnahmen angeführten Kontextfaktoren ermöglichen eine standardisierte Erfassung objektiver Daten auf Grundlage der ICF und der DIN 276-1. Durch die detaillierte Benennung relevanter Rahmenbedingungen können Outcome-Kriterien präzise definiert und untersucht werden. Es kann nach einer Intervention ermittelt werden, ob und in welcher Weise eine Verbesserung oder Veränderung eingetreten ist und inwiefern sich möglicherweise auch Rahmenbedingungen geändert haben. Dabei können eine Vielzahl relevanter Faktoren für die Beschreibung des Outcomes einer Intervention herangezogen werden, nicht nur die „Selbständigkeit". So ist beispielsweise denkbar, dass eine Person mit Demenz ein halbes Jahr nach einer Intervention nicht unbedingt selbständiger geworden ist, sich der Grad der Selbständigkeit aber trotz wesentlicher Verschlechterung des Gesundheitsproblems nicht verändert hat. In diesem Fall wäre die Intervention dahingehend als „erfolgreich" zu werten, als dass der Grad der Selbständigkeit trotz Kompetenzverlusts auf dem vorherigen Niveau gehalten werden konnte.

Die Interventionsstudien sollten messen, inwieweit, für wie lange und unter welchen Umständen sich die Selbständigkeit einer Person erhöht. Dazu könnten Follow-Up-Untersuchungen in festgelegten Intervallen (z.B. 3, 6, 12 Monate) sinnvoll sein. In diesen Studien könnte weiterhin untersucht werden, welcher Zeitpunkt für eine Intervention günstig ist. Insbesondere bei Menschen mit Demenz spielen antizipierte Bedarfe eine große Rolle. Um Kompetenzverluste zu vermeiden und der Person mit Demenz Anpassungszeit zu ermöglichen ist es wichtig, frühzeitig potentielle Bedarfe zu erkennen und Maßnahmen einzuleiten. Aufgrund des progressiven Verlaufs der Demenz kann davon ausgegangen werden, dass ein in Ansätzen vorhandener Bedarf mit hoher Wahrscheinlichkeit eintreten wird, sofern sich nicht der Gesundheitszustand der Person mit Demenz drastisch verschlechtert oder die Pflegesituation verändert wird.

Die Ergebnisse von Interventionsstudien sollten in den Maßnahmenkatalog z.B. in Form von Fallbeispielen zurückgeführt werden.

7.3 Erweiterung des Leistungskatalogs der Pflegekassen um wohnumfeldverbessernde Maßnahmen für Menschen mit Demenz

Der MDS stellt einen Katalog mit möglichen wohnumfeldverbessernden Maßnahmen zur Verfügung, der als Orientierungsrahmen für die Empfehlung möglicher Maßnahmen dient. In Hinblick auf die demenzspezifischen Problemlagen ist die Aufstellung des MDS jedoch bei Weitem nicht ausreichend, denn nur ein Vorschlag berücksichtigt demenzspezifische Bedarfe. Zudem sind in dem "Ausschlusskatalog" sogar einzelne

Maßnahmen aus dem Leistungsbereich der Pflegekasse zur Wohnumfeldverbesserung herausgenommen, die nach Studienlage für Menschen mit Demenz zur Verbesserung der Selbständigkeit beitragen können.

Ein Teil der ausgeschlossenen Maßnahmen wird z.b. als *„Verschönerungsmaßnahme"* gewertet und ist deshalb nicht im Leistungsumfang der Pflegekasse enthalten. Für Menschen mit Demenz hingegen ist beispielsweise das farbliche Kennzeichnen von Wänden zur Orientierungsförderung nicht als reine *„Verschönerungsmaßnahme"* zu werten. Ebenso kann die Veränderung von Bodenbelägen Ängste reduzieren und die selbständige Fortbewegung innerhalb des Wohnbereichs ermöglichen.

Dies verdeutlicht ein Problem bei der Festlegung des Leistungsspektrums: Wo könnte die definitorische Grenze einer Wohnumfeldverbesserung für Menschen mit Demenz gezogen werden? Laut § 40 SGB XI können Maßnahmen, sofern sie die Selbständigkeit fördern, die Pflege erleichtern und/oder die unabhängige Lebensführung ermöglichen, bezuschusst werden (§ 40 SGB XI Pflegehilfsmittel und wohnumfeldverbessernde Maßnahmen Sozialgesetzbuch (SGB) Elftes Buch (XI), 2015). Die Beschreibung des Leistungsinhalts des GKV-Spitzenverbands legt fest, dass eine wohnumfeldverbessernde Maßnahme eine *„Anpassung der konkreten Wohnumgebung an die Bedürfnisse des pflegebedürftigen Menschen"* ist (GKV-Spitzenverband & Verbände der Pflegekassen auf Bundesebene, 2016. S.180).

Am Beispiel des Kontrast zeigt sich: Die Kontrasterhöhung eines Türgriffs kann z.b. durch Auswechseln der Türgriffs, durch Streichen der Tür oder durch das Bekleben des Türblatts mit einer kontrastreichen Folie erreicht werden. Da diese Maßnahme Menschen mit Demenz nachweislich in ihrer Selbständigkeit unterstützen kann, kann sie als eine bedürfnisgerechte Anpassung gewertet werden und wäre somit zuschussfähig. Die Ausführung der Maßnahme kann sich in Bezug auf den Kostenrahmen sehr unterschiedlich gestalten. Ob nun ein Maler die Tür für 100€ streicht oder die Angehörigen für 8€ eine Klebefolie im Baumarkt kaufen verändert sowohl den Aufwand als auch den Kostenrahmen.

Dennoch sollte der Leistungskatalog der Pflegekasse in Hinblick auf die speziellen Bedarfslagen der Menschen mit Demenz erneut geprüft und um entsprechende wohnumfeldverbessernde Maßnahmen erweitert werden. Die Grenzen für eine mögliche Aufnahme der im vorliegenden Katalog enthaltenen Maßnahmen in das Leistungsspektrum der Pflegekasse sollte überprüft werden. Die Aufnahme der Maßnahmen aus diesem Katalog in den Leistungskatalog der Pflegekasse würde vielen Menschen mit Demenz den Zugang zu Leistungen erleichtern.

Der vorliegende Katalog kann die ökonomische Verteilung der zur Verfügung stehen Finanzmittel aus der Pflegekasse unterstützen. Da in diesem Katalog die Problemlage der Menschen mit Demenz bereits zu den Maßnahmen gepasst und mit notwendigen Voraussetzungen verknüpft ist können bedarfsgerechte Maßnahmen gewählt werden, welche mit einer höheren Wahrscheinlichkeit wirksam sind.

Literatur

§ 7 SGB XI Aufklärung, Auskunft. Sozialgesetzbuch (SGB) Elftes Buch (XI) (2017)

§ 7a SGB XI Pflegeberatung. Sozialgesetzbuch (SGB) Elftes Buch (XI) (2017)

§ 14 SGB XI Begriff der Pflegebedürftigkeit, Pub. L. No. Sozialgesetzbuch (SGB) Elftes Buch (XI) Soziale Pflegeversicherung (2017)

§ 18 SGB XI Verfahren zur Feststellung der Pflegebedürftigkeit. Sozialgesetzbuch (SGB) Elftes Buch (XI) (2017)

§ 40 SGB XI Pflegehilfsmittel und wohnumfeldverbessernde Maßnahmen, Pub. L. No. Sozialgesetzbuch (SGB) Elftes Buch (XI)-Soziale Pflegeversicherung (2017).

§ 633 Sach- und Rechtsmangel - Bürgerliches Gesetzbuch (BGB)

Architektenkammer Nordrhein-Westfalen (Hrsg.). (2011). Die rechtliche Bedeutung von technischen Regelwerken

Balderhaar, H., Busche, J., Lemke, M., & Reyhn, R. (2006). Potenzialanalyse Seniorenwirtschaft. *Regionalökonomische Impulse für Stadt und Landkreis Göttingen durch ältere Menschen*

Balzer, K., Junghans, A., Behncke, A., & Lühmann, D. (2013). Expertenstandard Sturzprophylaxe in der Pflege. Langfassung der Literaturanalyse. (Deutsches Netzwerk für Qualitätsentwicklung in der Pflege, Hrsg.)

Bickel, H. (2014). Die Häufigkeit von Demenzerkrankungen. (Deutsche Alzheimer Gesellschaft e.V Selbsthilfe Demenz, Hrsg.)

BMFSFJ Bundesministerium für Familie, Senioren, Frauen und Jugend. (2002). *Vierter Bericht zur Lage der älteren Generation in der Bundesrepublik Deutschland: Risiken, Lebensqualität und Versorgung Hochaltriger - unter besonderer Berücksichtigung demenzieller Erkrankungen*

BMFSFJ Bundesministerium für Familie, Senioren, Frauen und Jugend, & BMGSS Bundesministerium für Gesundheit und Soziale Sicherung (Hrsg.). (2005). Empfehlungen und Forderungen zur Verbesserung der Qualität und der Versorgungsstrukturen in der häuslichen Betreuung und Pflege. *Berlin: Deutsches Zentrum für Altersfragen*

Brylok, A. (2016). Pflegen zu Hause. Gibt es ausreichend altersgerechten Wohnraum? *DW - Die Wohnungswirtschaft*, (4), 60–62

Cacioppo, J. T., Andersen, B. L., Turnquist, D. C., & Tassinary, L. G. (1989). Psychological Comparison Theory: On The Experience, Description, and Assessment of Signs and Symptoms. *Patient Education and Counseling*, (13), 257–270

© Springer Fachmedien Wiesbaden GmbH, ein Teil von Springer Nature 2019
C. Naumann, *Wohnumfeldverbesserungen für Menschen mit Demenz*,
Best of Pflege, https://doi.org/10.1007/978-3-658-24754-6

Centre of Excellence in Universal Design (Hrsg.). (2012). Integrating the ICF and Related Resources to Improve Universal Design Guidance Standards. Systematic Review of International Literature: Integration of WHO-ICF and Related Resources into Non-medical Systems and Domains

Cieza, A., Geyh, S., Chatterji, S., Kostanjsek, N., Üstün, B., & Stucki, G. (2005). ICF linking rules: an update based on lessons learned. *Journal of Rehabilitation Medicine*, *37*(4), 212–218

DAK-Gesundheit (Hrsg.). (2015). Pflegereport 2015

Der neue Pflegebedürftigkeitsbegriff und das Neue Begutachtungsassessment (NBA). (2015). *Praxisseiten Pflege*, (09/2015), 1–4

Deutsche Alzheimer Gesellschaft (Hrsg.). (2011). Allein leben mit Demenz. Herausforderung für Kommunen

Deutsche Alzheimer Gesellschaft (Hrsg.). (2014). Prognostizierte Entwicklung der Anzahl von Demenzkranken im Vergleich zu den über 65-Jähringen in Deutschland von 2010 bis 2060 (in Millionen)

Deutscher Verband der Ergotherapeuten e.V (DVE) (Hrsg.). (2017). *Indikationskatalog Ergotherapie*

Deutsches Institut für Medizinische Dokumentation und Information (DIMDI), & WHO-Kooperationszentrum für das System Internationaler Klassifikationen (Hrsg.). (2005). Internationale Klassifikation der Funktionsfähigkeit, Behinderung und Gesundheit. World Health Organization

Deutschl, G., & Maier, W. (2016). S3-Leitlinie Demenzen. In Deutsche Gesellschaft für Neurologie (DGN) (Hrsg.), *Leitlinien für Diagnostik und Therapie in der Neurologie*

DIN Deutsches Institut für Normung e.V. (2005). DIN 33402-2. Ergonomie - Körpermaße des Menschen - Teil 2: Werte. Beuth Verlag GmbH

DIN Deutsches Institut für Normung e.V. (2008). DIN 276-1. Kosten im Bauwesen. Teil 1: Hochbau. Beuth Verlag GmbH

DIN Deutsches Institut für Normung e.V. (Hrsg.). (2011, September). DIN 18040-2. Barrierefreies Bauen - Planungsgrundlagen - Teil 2: Wohnungen. Beuth Verlag GmbH

Gärtner, D. C. (2016). „Ageing in Place" und ressourcenorientierte Begleitung bei Demenz und geistiger Behinderung. In S. V. Müller, D. C. Gärtner (Hrsg.), *Lebensqualität im Alter. Perspektiven für Menschen mit geistiger Behinderung und psychischen Erkrankungen* (S. 219–236). Wiesbaden: Springer-Verlag

Gaus, W. (2005). *Dokumentations- und Ordnungslehre. Theorie und Praxis des Information Retrieval* (5. Aufl.). Berlin: Springer-Verlag

Gitlin, L. N. (2003). Conducting research on home environments: Lessons learned and new directions. *The Gerontologist, 43*(5), 628–637

Gitlin, L. N., Schinfeld, S., Winter, L., Corcoran, M., Boyce, A. A., & Hauck, W. (2002). Evaluating home environments of persons with dementia: interrater reliability and validity of the Home Environmental Assessment Protocol (HEAP). *Disability and Rehabilitation, 24*(1–3), 59–71

Gitlin, L. N., & Winter, L. (2003). Are Environmental Interventions Effective in the Management of Alzheimer's Disease and Related Disorders? *Alzheimer's Care Today, 4*(2), 85–107

GKV-Spitzenverband, & Verbände der Pflegekassen auf Bundesebene (Hrsg.). (2016, Dezember 22). Gemeinsames Rundschreiben zu den leistungsrechtlichen Vorschriften des SGB XI vom 22.12.2016

Grotkamp, S., Cibis, W., Behrens, J., Bucher, P. O., Deetjen, W., Nyffeler, I. D., ... Seger, W. (2010). Personbezogene Faktoren der ICF – Entwurf der AG „ICF" des Fachbereichs II der Deutschen Gesellschaft für Sozialmedizin und Prävention (DGSMP). *Das Gesundheitswesen, 72 (12)*

Heinze, R. G., Naegele, G., & Hilbert, J. (2006). Wohnen im Alter: Trendreport; Seniorenwirtschaft in Deutschland

Hilfsmittelverzeichnis des GKV-Spitzenverbandes. (o. J.). Abgerufen von https://hilfsmittel.gkv-spitzenverband.de/home.action

Hopper, T. (2007). The ICF and Dementia. *Seminars in Speech and Language, 28*(4), 273–282

Hwang, E., Cummings, L., Sixsmith, A., & Sixsmith, J. (2011). Impacts of Home Modifications on Aging-in-Place. *Journal of Housing For the Elderly, 25*(3), 246–257

ICF Research Branch, Rauch, A., & Selb, M. (2012). ICF Core Sets. Erzeugung eines ICF-basierten Dokumentationsbogens

Iwarsson, S. (1999). The Housing Enabler: An objective tool for assessing accessibility. *British Journal of Occupational Therapy, 62*(11), 491–497

Iwarsson, S., & Stahl, A. (2003). Accessibility, usability and universal design - Positioning and definition of concepts describing person-environment relationships. *Disability and Rehabilitation, 25*(2), 57–66

Kaiser, G. (2014). *Bauen für ältere Menschen: Wohnformen – Planung – Gestaltung –*

Beispiele (1. Aufl.). Köln: Rudolf Müller

Klier, R., & Georg, S. (2012). *Ergotherapie in der ambulanten und mobilen Rehabilitation - Geriatrische Rehabilitation: Eine Leistungsbeschreibung orientiert an der ICF.* Karlsbad: Deutscher Verband der Ergotherapeuthen e.V

Kruth, B., Leuderalbert, B., & de Vries, B. (2006). Teilkonzept Raum und Milieu in ambulant betreuten Wohngemeinschaften für Menschen mit Demenz

Kuratorium Deutsche Altershilfe (Hrsg.). (2012). Wohnungsanpassung bei Demenz - Informationen für Menschen mit Demenz und ihre Angehörigen. Demenz-Service Heft 10. Köln

Lawton, M. P. (2001). The physical environment of the person with Alzheimer's disease. *Aging & Mental Health, 5*(1), 56–64

Lawton, M. P., & Nahemow, L. (1973). Ecology and the aging process. *Psychology of Adult Development and Aging, American Psychological Association,* 619–674

Lehmann, I. (o. J.). Wohnberatung bei dementiell erkrankten Menschen

Lindmeier, C. (2006). *Die neue internationale Klassifikation der Funktionsfähigkeit, Behinderung und Gesundheit (ICF) der WHO–Darstellung und Kritik*

MacBryde, C., & Blacklow, R. (Hrsg.). (1970). *Signs and Symptoms. Applied Pathologic Physiology and Clinical Interpretation* (5. Aufl.). Philadelphia and Montreal: Lippincott

Marwedel, U., Ding-Greiner, C., Kaufeler, T., & Weyerer, S. (2008). *Epidemiologie körperlicher Erkrankungen und Einschränkungen im Alter.* Kohlhammer

Medizinischer Dienst des Spitzenverbandes Bund der Krankenkassen e.V. (MDS), & GKV-Spitzenverband (Hrsg.). (2017). Richtlinien zum Verfahren der Feststellung von Pflegebedürftigkeit sowie zur pflegefachlichen Konkretisierung der Inhalte des Begutachtungsinstruments nach dem Elften Buch des Sozialgesetzbuches (Begutachtungs-Richtlinien – BRi) vom 15.04.2016 geändert durch Beschluss vom 31.03.2017

Muo, R., Schindler, A., Vernero, I., Schindler, O., Ferrario, E., & Frisoni, G. B. (2005). Alzheimer's disease-associated disability: An ICF approach. *Disability and Rehabilitation, 27*(23), 1405–1413

Nagi, S. (1965). Some conceptual issues in disability and rehabilitation. In M. Sussman (Hrsg.), *Sociology and Rehabilitation* (S. 100–113). Washington: American Sociological Association.

Naumann, C. (2015). *Demenzgerechte Wohnungsanpassung. Welche baulichen Strukturen bzw. Wohnungsanpassungen können selbständige Lebensführung und Alltags-*

kompetenz von Menschen mit Demenz in der Häuslichkeit unterstützen? (Literaturarbeit als Leistungsnachweis zu Modul 3). Universität Witten/Herdecke, Witten

Naumann, C. (2016, Dezember 31). *Entwicklung eines Analyseinstruments zur Bewertung der Passung von nach dem SGB XI möglichen wohnumfeldverbessernden Maßnahmen im Kontext des neuen Begutachtungsassessments (NBA) unter Berücksichtigung der speziellen Bedarfe von Menschen mit Demenz* (Interdisziplinäres Praxisentwicklungsprojekt. Schwerpunkt: Entwicklung tragfähiger häuslicher und institutioneller Unterstützungsstrukturen). Universität Witten/Herdecke, Witten

Olsen, R. V., Ehrenkrantz, E., & Hutchings, B. L. (1996). Creating the Movement-Access Continuum in Home Environments for Dementia Care. *Topics in Geriatric Rehabilitation, 12*(2), 1–8

Oswald, F. (2002). Wohnbedingungen und Wohnbedürfnisse im Alter. In B. Schlag & K. Megel (Hrsg.), *Mobilität und gesellschaftliche Partizipation im Alter* (S. 97–115). Stuttgart: W. Kohlhammer

Oswald, F., & Franke, A. (2014). Übergänge im höheren Erwachsenenalter am Besispiel der Themen Erwerbsleben und Wohnen. In C. Hof, M. Meuth, & A. Walther (Hrsg.), *Pädagogik der Übergänge* (S. 185–217). Weinheim und Basel: Beltz Juventa

Pötzsch, O., & Rößger, F. (2015). *Bevölkerung Deutschland bis 2060 - 13. koordinierte Bevölkerungsvorausberechnung.* Wiesbaden

Redfern, S., Norman, I., Briggs, K., & Askham, J. (2002). Care at home for people with dementia: Routines, control and care goals. *Quality in Ageing and Older Adults, 3*(4), 12–23

Richter, J. M., Roberto, K. A., & Bottenberg, D. J. (1995). Communicating with persons with Alzheimer's disease: Experiences of family and formal caregivers. *Archives of Psychiatric Nursing, 9*(5), 279–285

Riesner, C. (2010). *Menschen mit Demenz und ihre Familien: das personzentrierte Bedarfsassessment CarenapD: Hintergründe, Erfahrungen, Anwendungen.* Hannover: Schlütersche

Rothgang, H., Kalwitzki, T., Müller, R., Runte, R., & Unger, R. (2015). *Barmer GEK Pflegereport 2015. Schwerpunktthema: Pflegen zu Hause.* Siegburg: Asgard-Verl.-Service

Saup, W. (1992). *Alter und Umwelt. Eine Einführung in die Ökologische Gerontologie.* Stuttgart: Kohlhammer.

Scherer, M. J., Federici, S., Tiberio, L., Pigliautile, M., Corradi, F., & Meloni, F. (2012). ICF Core Set for Matching Older Adults with Dementia and Technology.

Ageing International, 37(4), 414–440

Schneekloth, U., & Wahl, H.-W. (2005). Möglichkeiten und Grenzen selbständiger Lebensführung in privaten Haushalten (MUG III). *Repräsentativbefunde und Vertiefungsstudien zu häuslichen Pflegearrangements, Demenz und professionellen Versorgungsangeboten. Integrierter Abschlussbericht im Auftrag des Bundesministeriums für Familie, Senioren, Frauen und Jugend. München*

Selb,, M., Escorpizo, R., Kostanjsek, N., Stucki, G., Üstün, B., & Cieza, A. (2015). A guide on how to develop an International Classification of Functioning, Disability and Health Core Set. *European Journal of Physical and Rehabilitation Medicine, 51*(1), 105–117

Siebter Bericht zur Lage der älteren Generation in der Bundesrepublik Deutschland. Sorge und Mitverantwortung in der Kommune - Aufbau und Sicherung zukunftsfähiger Gemeinschaften. (2016). (Bundestagsdrucksache No. 12/7992). Berlin

Soilemezi, D., Drahota, A., Crossland, J., & Stores, R. (2017). The role of the home environment in dementia care and support: Systematic review of qualitative research. *Dementia*

Statistisches Bundesamt (Hrsg.). (2016). Haushalte mit und ohne Senioren/-innen nach Baualter und Art der Nutzung der Wohnung. *Bauen und Wohnen. Mikrozensus - Zusatzerhebung 2014*

Struckmeyer, L. R., & Pickens, N. D. (2016). Home Modifications for People With Alzheimer's Disease: A Scoping Review. *American Journal of Occupational Therapy, 70*(1)

van der Roest, H., Meiland, F. J. M., Maroccini, R., Comijs, H., Jonker, C., & Dröes, R. (2007). Subjective needs of people with dementia: a review of the literature. *Int Psychogeriatr., 19*(3), 559–592

Van Hoof, J., Blom, M. M., Post, H. N. A., & Bastein, W. . (2017). Designing a "Think-Along Dwelling" for People With Dementia: A Co-Creation Project Between Health Care and the Building Services Sector. *Journal of Housing For the Elderly, 27*(3), 299–332

van Hoof, J., & Kort, H. S. M. (2006). Healthy Living Environments for Older Adults with Dementia. In E. de Oliveira Fernandes, M. Gameiro da Silva, & J. Rosado Pinto (Hrsg.), *HB2006: Proceedings of the 8th International Conference Healthy Buildings* (Bd. Volume III, S. 89–93). Lissabon, Portugal

Van Hoof, J., & Kort, H. S. M. (2009). Supportive living environments: A first concept of a dwelling designed for older adults with dementia. *Dementia, 8*(2), 293–316 van Hoof, J., Kort, H. S. M., Duijnstee, M. S. H., Rutten, P. G. S., & Hensen, J. L. M. (2010). The indoor environment and the integrated design of homes for older people with dementia. *Building and Environment, 45*(5), 1244–1261

van Hoof, J., Kort, H. S. M., van Waarde, H., & Blom, M. M. (2010). Environmental Interventions and the Design of Homes for Older Adults With Dementia: An Overview. *American Journal of Alzheimer's Disease and Other Dementias, 25*(3), 202–232

Verbrugge, L. M., & Jette, A. M. (1994). The Disablement Process. *Social Science and Medicine, 38*(1), 1–14.

Verhaest, P. (2014). Demenzfreundliche Wohnumgebung: Die physische Dimension bei der Unterstützung psychosozialen Wohlbefindens. In G. Marquardt & A. Viehweger (Hrsg.), *Architektur für Menschen mit Demenz. Planungsgrundlagen, Praxisbeispiele und zukünftige Herausforderungen* (S. 18–33). Dresden: Technische Univ. Dresden

Wahl, H. W. (2002). Lebensumwelten im Alter. In B. Schlag & K. Megel (Hrsg.), *Mobilität und gesellschaftliche Partizipation im Alter* (S. 48–63). Stuttgart: W. Kohlhammer

Wahl, H.-W., Fange, A., Oswald, F., Gitlin, L. N., & Iwarsson, S. (2009). The Home Environment and Disability-Related Outcomes in Aging Individuals: What Is the Empirical Evidence? *The Gerontologist, 49*(3), 355–367

Wahl, H.-W., & Oswald, F. (2005a). Gewinne des Alterns–Zur Rolle von Person-Umwelt-Konstellationen. *Schader Stiftung*

Wahl, H.-W., & Oswald, F. (2005b). Sozialökologische Aspekte des Alterns. In *Entwicklungspsychologie des mittleren und höheren Erwachsenenalters* (Bd. 6, S. 209–250). Göttingen: Hogrefe

World Health Organization (Hrsg.). (1980). *International classification of impairments, disabilities, and handicaps: a manual of classification relating to the consequences of disease.* Geneva

World Health Organization (Hrsg.). (2001). *International classification of functioning, disability and health: ICF.* Geneva: World Health Organization

Ziegler, U., & Doblhammer, G. (2009). Prävalenz und Inzidenz von Demenz in Deutschland–Eine Studie auf Basis von Daten der gesetzlichen Krankenversicherungen von 2002. *Gesundheitswesen, 71*(5), 281–290

Anhang

Tab. 15 Definition der Hauptgruppe nach den Begutachtungsrichtlinien (Medizinischer Dienst des Spitzenverbandes Bund der Krankenkassen e.v. (MDS) & GKV-Spitzenverband, 2017)

Hauptgruppe

Nr.	Bezeichnung	Definition
1	Mobilität	Mobilität beschreibt die Fähigkeit einer Person ohne personelle Unterstützung eine Körperhaltung einzunehmen, zu wechseln und sich fortzubewegen. Dies beinhaltet motorische Aspekte wie Körperkraft, Balance, Bewegungskoordination etc. nicht aber die Folgen kognitiver Beeinträchtigungen auf Planung, Steuerung und Durchführung motorischer Handlungen.
2	Kognitive und kommunikative Fähigkeiten	Die kognitiven und kommunikativen Funktionen beschreiben geistige Fähigkeiten wie beispielsweise Erkennen, Entscheiden oder Steuern. Bei den Kriterien zur Kommunikation sind auch die Auswirkungen von Hör-, Sprech- oder Sprachstörungen zu berücksichtigen.
3	Verhaltensweisen und psychische Problemlagen	Diese Hauptgruppe beschreibt Verhaltensweisen und psychische Problemlagen als Folge von Gesundheitsproblemen, die immer wieder auftreten und personelle Unterstützung erforderlich machen. Die pflegebedürftige Person benötigt beispielsweise Unterstützung bei der Bewältigung von belastenden Emotionen, bei der Förderung positiver Emotionen oder bei der Vermeidung von Gefährdungen im Lebensalltag.
4	Selbstversorgung	Selbstversorgung beschreibt die Selbständigkeit einer Person in den Aktivitäten der Selbstversorgung in den Bereichen der Körperpflege, An- und Auskleiden, Essen und Trinken sowie Ausscheiden.
5	Umgang mit krankheits- und therapiebedingten Anforderungen und Belastungen	Der Bereich umfasst Aktivitäten der selbständigen Krankheitsbewältigung, die direkt auf die Kontrolle von Erkrankungen und Symptomen sowie auf die Durchführung therapeutischer Interventionen bezogen ist.
6	Gestaltung des Alltagslebens und soziale Kontakte	Dieses Modul beinhaltet Aktivitäten der selbständigen Gestaltung des Tagesablaufs. Hierbei werden sowohl Planung als auch Durchführung der Aktivitäten betrachtet. Zudem werden die Interaktion und Kontaktpflege zu Personen und direktem und außerhalb des direkten Umfelds bewertet.
7	Außerhäusliche Aktivitäten	Außerhäusliche Aktivitäten beinhaltet das Fortbewegen im außerhäuslichen Bereich inklusive der Nutzung öffentlicher und privater Verkehrsmittel. Zudem werden die Fähigkeiten in der Teilnahme an Aktivitäten betrachtet.
8	Haushaltsführung	Zur Haushaltsführung gehören Aktivitäten wie Einkaufen, Zubereitung von Mahlzeiten, Ausräum- und Reinigungsarbeiten, Nutzung von Dienstleistungen sowie die Regelung finanzieller und Behördenangelegenheiten.

© Springer Fachmedien Wiesbaden GmbH, ein Teil von Springer Nature 2019
C. Naumann, *Wohnumfeldverbesserungen für Menschen mit Demenz*,
Best of Pflege, https://doi.org/10.1007/978-3-658-24754-6

Tab. 16 Definition der Nebengruppen in der Hauptgruppe Mobilität nach den Begutachtungsrichtlinien (Medizinischer Dienst des Spitzenverbandes Bund der Krankenkassen e.v. (MDS) & GKV-Spitzenverband, 2017)

Nebengruppe 1 - Mobilität

Nr.	Bezeichnung	Definition
1.01	Positionswechsel im Bett	Einnehmen von verschiedenen Positionen im Bett, Drehen um die Längsachse, Aufrichten aus dem Liegen.
1.02	Halten einer stabilen Sitzposition	Sich auf einem Bett, Stuhl oder Sessel aufrecht halten.
1.03	Umsetzen	Von einer erhöhten Sitzfläche, Bettkante, Stuhl, Sessel, Bank, Toilette etc. aufstehen und sich auf einen Rollstuhl, Toilettenstuhl, Sessel o.Ä. umsetzen.
1.04	Fortbewegen innerhalb des Wohnbereichs	Sich innerhalb einer Wohnung oder im Wohnbereich einer Einrichtung zwischen den Zimmern sicher bewegen. Als Anhaltsgröße für übliche Gehstrecken innerhalb einer Wohnung werden mindestens acht Meter festgelegt. Die Fähigkeiten zur räumlichen Orientierung und zum Treppensteigen sind unter 2.02 bzw. 1.05 zu berücksichtigen.
1.05	Treppensteigen	Überwinden von Höhenunterschieden durch Treppen zwischen zwei Etagen.

In der nachfolgenden Tabelle sind die Verknüpfungsregeln nach Cieza vorgestellt, In dieser Arbeit wurden die Regeln 1-4 bei der Erstellung der ICF-basierten Kurzliste *„Demenz-Wohnungsanpassung"* und bei der Kodierungen der personen- und umweltbezogenen Faktoren für die wohnumfeldverbessernden Maßnahmen zugrunde gelegt.

Tab. 17 Aktualisierte Version der Verknüpfungsregeln nach (Cieza u. a., 2005)

Aktualisierte Version der Verknüpfungsregeln

Nr.	Regel	Beispiel
1	Before one links meaningful concepts to the ICF cate-gories, one should have acquired good knowledge of the conceptual and taxonomical fundaments of the ICF, as well as of the chapters, domains, and categories of the detailed classification, including definitions.	
2	Each meaningful concept is linked to the most precise ICF category.	Item C4 of the West Haven-Yale Multidimensional Pain Inventory: *"Play cards and other games"*. This item is linked to the 3rd level category d9200 *"Play"* and not to the 2nd level category d920 *"Recreation and Leisure"*.

Tab. 18 Aktualisierte Version der Verknüpfungsregeln nach (Cieza u. a., 2005) (Fortsetzung)

Nr.	Regel	Beispiel
3	Do not use the so-called *"other specified"* ICF categories, which are uniquely identified by the final code 8. If the content of a meaningful concept is not explicitly named in the corresponding ICF category, the additional information not explicitly named in the ICF is documented.	Item 17 of the Stait-Trait Anxiety Inventory: *"I am worried"*. This item is linked to b152 *"Emotional functions"* and the additional information *"worried"*, which is not explicitly named in the ICF, is documented.
4	Do not use the so-called *"unspecified"* ICF categories, which are uniquely identified by the final code 9 but the lower level category.	Item 14 of the Dallas Pain Questionnaire: *"How much do you think your pain has changed your relationship with others"*. The meaningful concept *"your relationship with others"* is linked to d7 *"Interpersonal interactions and relationships"* and not to d799 *"Interpersonal interactions and relationships, unspecified"*.
5	If the information provided by the meaningful concept is not sufficient for making a decision about the most precise ICF category it should be linked to, the meaningful concept is assigned *nd* (not definable).	Item of section 5 of the St. George's Hospital Respiratory Questionnaire: *"I have unpleasant side effects from my medication"*. The meaningful concept *"side effects"* is assigned *nd*.
6	If the meaningful concept is not contained in the ICF, but it is clearly a personal factor as defined in the ICF, the meaningful concept will be assigned *pf* (personalfactor).	Item 29 of the Quality of Life Index - cardiac version IV: „*Your faith in God?*". The meaningful concept *"faith in God"* is assigned *pf*.
7	If the meaningful concept is not contained in the ICF and it is clearly not a personal factor, this meaningful concept is assigned *nc* (not covered by ICF).	Item 3 of the Hamilton Rating Scale for Depression: *"...attempts at suicides"*. This meaningful concept is assigned *nc*.
8	If the meaningful concept refer to a diagnosis or a health condition, the meaningful concept will be assigned *hc* (health condition)	Item 8 of the Asthma Quality of Life Questionnaire: *"How often during the past two weeks did you feel short of breath as a result of your asthma?"*. The meaningful concept *"asthma"* is assigned *hc*.

Tab. 19 Liste relevanter DIN-Normen für den Maßnahmenkatalog. Eigene Darstellung

DIN-Norm-Bezeichnung	Titel
DIN 18040-1:2012-10	Barrierefreies Bauen - Planungsgrundlagen - Teil 1: Öffentlich zugängliche Gebäude
DIN 18040-2:2011-09	Barrierefreies Bauen - Planungsgrundlagen - Teil 2: Wohnungen
DIN 18040-3:2014-12	Barrierefreies Bauen - Planungsgrundlagen - Teil 3: Öffentlicher Verkehrs- und Freiraum
DIN 18065:2011-06	Gebäudetreppen - Begriffe, Messregeln, Hauptmaße
DIN 32975:2009-12	Gestaltung visueller Informationen im öffentlichen Raum zur barrierefreien Nutzung
DIN 33402-2:2005-12	Ergonomie - Körpermaße des Menschen - Teil 2: Werte
DIN 33402-2:2007-05	Ergonomie - Körpermaße des Menschen - Teil 2: Werte, Berichtigung zu DIN 33402-2:2005-12
DIN 5034-1:2011-07	Tageslicht in Innenräumen - Teil 1: Allgemeine Anforderungen
DIN 5034-1:2011-07	Tageslicht in Innenräumen - Teil 1: Allgemeine Anforderungen
DIN 5035-3:2006-07	Beleuchtung mit künstlichem Licht - Teil 3: Beleuchtung im Gesundheitswesen
DIN EN 12665:2011-09	Licht und Beleuchtung - Grundlegende Begriffe und Kriterien für die Festlegung von Anforderungen an die Beleuchtung
DIN EN 1930:2012-02	Artikel für Säuglinge und Kleinkinder - Kinderschutzgitter - Sicherheitstechnische Anforderungen und Prüfverfahren
DIN EN ISO 10075-1:2000-11	Ergonomische Grundlagen bezüglich physischer Arbeitsbelastung - Teil 1: Allgemeines und Begriffe
DIN EN ISO 10075-2:2000-06	Ergonomische Grundlagen bezüglich physischer Arbeitsbelastung - Teil 2: Gestaltungsgrundsätze
DIN EN ISO 24502:2011-04	Ergonomie – Zugängliche Gestaltung – Spezifikation des altersbezogenen Leuchtdichtekontrastes für farbiges Licht
DIN EN ISO 26800:2011-11	Ergonomie - Genereller Ansatz, Prinzipien und Konzepte
DIN SPEC 67600:2013-04	Biologisch wirksame Beleuchtung - Planungsempfehlungen
VDI 6008 Blatt 1:2011-08	Barrierefreie Lebensräume - Allgemeine Anforderungen und Planungsgrundlagen
VDI 6008 Blatt 2:2011-07	Barrierefreie Lebensräume - Möglichkeiten der Sanitärtechnik

Hauptgruppe

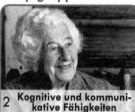

Nebengruppe

2.01	Erkennen von Personen aus dem näheren Umfeld
2.02	Örtliche Orientierung
2.03	Zeitliche Orientierung
2.04	Erinnern an wesentliche Ereignisse oder Beobachtungen
2.05	Steuern von mehrschrittigen Alltagshandlungen
2.06	Treffen von Entscheidungen im Alltag
2.07	Verstehen von Sachverhalten und Informationen
2.08	Erkennen von Risiken und Gefahren
2.09	Mitteilen von elementaren Bedürfnissen
2.10	Verstehen von Aufforderungen
2.11	Beteiligen an einem Gespräch

Abb. 38 Nummerierung und Bezeichnung der Nebengruppen für die Hauptgruppe 2: Kognitive und kommunikative Fähigkeiten. Eigene Grafik

Hauptgruppe

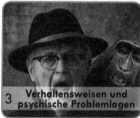

Nebengruppe

3.01	Motorisch geprägte Verhaltensauffälligkeiten
3.02	Nächtliche Unruhe
3.03	Selbstschädigendes und autoaggressives Verhalten
3.04	Beschädigung von Gegenständen
3.05	Physisch aggressives Verhalten gegenüber anderen Personen
3.06	Verbale Aggression
3.07	Andere pflegerelevante vokale Auffälligkeiten
3.08	Abwehr pflegerischer und anderer unterstützender Maßnahmen
3.09	Wahnvorstellungen
3.10	Ängste
3.11	Antriebslosigkeit bei depressiver Stimmungslage
3.12	Sozial inadäquate Verhaltensweisen
3.13	Sonstige pflegerelevante inadäquate Handlungen

Abb. 39 Nummerierung und Bezeichnung der Nebengruppen für die Hauptgruppe 3: Verhaltensweisen und psychische Problemlagen. Eigene Grafik

Hauptgruppe

Nebengruppe

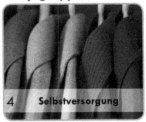

4.01	Waschen des vorderen Oberkörpers
4.02	Körperpflege im Bereich des Kopfes
4.03	Waschen des Intimbereichs
4.04	Duschen oder Baden einschließlich Waschen der Haare
4.05	An- und Auskleiden des Oberkörpers
4.06	An- und Auskleiden des Unterkörpers
4.07	Mundgerechtes Zubereiten der Nahrung und Eingießen von Getränken
4.08	Essen
4.09	Trinken
4.10	Benutzen einer Toilette oder eines Toilettenstuhls
4.11	Bewältigung der Folgen einer Harninkontinenz und Umgang mit Dauerkatheter und Urostoma
4.12	Bewältigung der Folgen einer Stuhlinkontinenz und Umgang mit Stoma
4.13	Ernährung parenteral oder über Sonde

Abb. 40 Nummerierung und Bezeichnung der Nebengruppen für die Hauptgruppe 4: Selbstversorgung. Eigene Grafik

Hauptgruppe

Nebengruppe

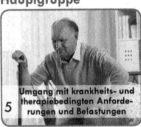

5.01	Medikation
5.02	Injektionen
5.03	Versorgung intravenöser Zugänge (z.B. Port)
5.04	Absaugen und Sauerstoffgabe
5.05	Einreibungen oder Kälte- und Wärmeanwendungen
5.06	Messung und Deutung von Körperzuständen
5.07	Körpernahe Hilfsmittel
5.08	Verbandswechsel und Wundversorgung
5.09	Versorgung mit Stoma
5.10	Regelmäßige Einmalkatheterisierung und Nutzung von Abführmethoden
5.11	Therapiemaßnahmen in häuslicher Umgebung
5.12	Zeit- und technikintensive Maßnahmen in häuslicher Umgebung
5.13	Arztbesuche
5.14	Besuch anderer medizinischer oder therapeutischer Einrichtungen (bis zu 3 Std.)
5.15	Zeitlich ausgedehnter Besuch medizinischer oder therapeutischer Einrichtungen (länger als 3 Std.)
5.16	Einhaltung einer Diät oder anderer krankheits- oder therapiebedingter Verhaltensvorschriften

Abb. 41 Nummerierung und Bezeichnung der Nebengruppen für die Hauptgruppe 5: Umgang mit krankheits- und therapiebezogenen Anforderungen und Belastungen. Eigene Grafik

Hauptgruppe

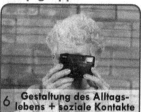

6 Gestaltung des Alltagslebens + soziale Kontakte

Nebengruppe

6.01 Gestaltung des Tagesablaufs und Anpassung an Veränderungen

6.02 Ruhen und Schlafen

6.03 Sichbeschäftigen

6.04 Vornehmen von in die Zukunft gerichteten Planungen

6.05 Interaktion mit Personen im direkten Kontakt

6.06 Kontaktpflege zu Personen außerhalb des direkten Umfelds

Abb. 42 Nummerierung und Bezeichnung der Nebengruppen für die Hauptgruppe 6: Gestaltung des Alltagslebens/Soziale Kontakte. Eigene Grafik

Hauptgruppe

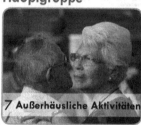

7 Außerhäusliche Aktivitäten

Nebengruppe

7.01 Verlassen des Bereichs der Wohnung oder der Einrichtung

7.02 Fortbewegen außerhalb der Wohnung oder Einrichtung

7.03 Nutzung öffentlicher Verkehrsmittel im Nahverkehr

7.04 Mitfahren in einem Kraftfahrzeug

7.05 Teilnahme an kulturellen/religiösen/sportlichen Veranstaltungen

7.06 Besuch von Arbeitsplatz, einer Werkstatt für behinderte Menschen oder einer Einrichtung der Tages- und Nachtpflege oder eines Tagesbetreuungsangebotes

7.07 Teilnahme an sonstigen Aktivitäten mit anderen Menschen

Abb. 43 Nummerierung und Bezeichnung der Nebengruppen für die Hauptgruppe 7: Außerhäusliche Aktivitäten. Eigene Grafik

Hauptgruppe

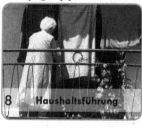

8 Haushaltsführung

Nebengruppe

8.01 Einkaufen für den täglichen Bedarf

8.02 Zubereitung einfacher Mahlzeiten

8.03 Einfache Aufräum- und Reinigungsarbeiten

8.04 Aufwendige Aufräum- und Reinigungsarbeiten einschließlich Wäschepflege

8.05 Nutzung von Dienstleistungen

8.06 Umgang mit finanziellen Angelegenheiten

8.07 Umgang mit Behördenangelegenheiten

Abb. 44 Nummerierung und Bezeichnung der Nebengruppen für die Hauptgruppe 8: Haushaltsführung. Eigene Grafik

Tab. 20   Core Set „*Demenz-Wohnungsanpassung*": Körperfunktionen. Eigene Darstellung nach (Deutsches Institut für Medizinische Dokumentation und Information (DIMDI) & WHO-Kooperationszentrum für das System Internationaler Klassifikationen, 2005)

Personenbezogene Faktoren

KÖRPERFUNKTIONEN

Kapitel 1 - Mentale Funktionen

b114	Funktionen der Orientierung
b1140	Orientierung zur Zeit
b1141	Orientierung zum Ort
b1142	Orientierung zur Person
b117	Funktionen der Intelligenz
b122	Globale psychosoziale Funktionen
b126	Funktionen von Temperament und Persönlichkeit
b130	Funktionen der psychischen Energie und des Antriebs
b1300	Ausmaß der psychischen Energie
b1301	Motivation
b1302	Appetit
b1303	Drang nach Suchtmitteln
b1304	Impulskontrolle
b134	Funktionen des Schlafes
b140	Funktionen der Aufmerksamkeit
b144	Funktionen des Gedächtnisses
b1440	Kurzzeitgedächtnis
b1441	Langzeitgedächtnis
b1442	Abrufen von Gedächtnisinhalten
b147	Psychomotorische Funktionen
b1470	Psychomotorische Funktionen
b1471	Qualität der psychomotorischen Funktionen
b152	Emotionale Funktionen
b156	Funktionen der Wahrnehmung
b1560	Auditive Wahrnehmung
b1561	Visuelle Wahrnehmung
b1562	Geruchswahrnehmung
b1563	Geschmackswahrnehmung
b1564	Taktile Wahrnehmung
b1565	Räumlich-visuelle Wahrnehmung
b160	Funktionen des Denkens
b1600	Denktempo
b1601	Form des Denkens
b1602	Inhalt des Denkens
b1603	Kontrolle des Denkens
b164	Höhere kognitive Funktionen
b1640	Das Abstraktionsvermögen betreffende Funktionen
b1641	Das Organisieren und Planen betreffende Funktionen
b1642	Das Zeitmanagement betreffende Funktionen
b1643	Kognitive Flexibilität
b1644	Das Einsichtsvermögen betreffende Funktionen
b1645	Das Urteilsvermögen betreffende Funktionen
b1646	Das Problemlösungsvermögen betreffende Funktionen
b167	Kognitiv-sprachliche Funktionen
b1670	Das Sprachverständnis betreffende Funktionen
b16700	Das Verständnis gesprochener Sprache betreffende Funktionen
b16701	Das Verständnis geschriebener Sprache betreffende Funktionen
b1671	Das sprachliche Ausdrucksvermögen betreffende Funktionen
b16710	Das lautsprachliche Ausdrucksvermögen betreffende Funktionen
b16711	Das schriftsprachliche Ausdrucksvermögen betreffende Funktionen
b1672	Integrative Sprachfunktionen
b176	Mentale Funktionen, die die Durchführung komplexer Bewegungshandlungen betreffen
b180	Die Selbstwahrnehmung und die Zeitwahrnehmung betreffende Funktionen
b1800	Selbstwahrnehmung
b1801	Körperschema
b1802	Zeitwahrnehmung

KÖRPERFUNKTIONEN (Fortsetzung)

Kapitel 2 - Sinnesfunktionen und Schmerz

b210	Funktionen des Sehens (Sehsinn)
b2100	Die Sehschärfe (Visus) betreffende Funktionen
b2101	Das Gesichtsfeld betreffende Funktionen
b2102	Qualität des Sehvermögens
b21020	Lichtempfindung (Lichtsinn)
b21021	Farbsehvermögen (Farbsinn)
b21022	Kontrastempfindung
b21023	Visuelle Bildqualität
b230	Funktionen des Hörens (Hörsinn)
b2300	Schallwahrnehmung
b2301	Auditive Differenzierung
b2302	Ortung der Schallquelle
b2303	Richtungshören
b2304	Sprachdifferenzierung
b235	Vestibuläre Funktionen
b2350	Vestibulärer Lagesinn
b2351	Gleichgewichtssinn
b2352	Vestibulärer Bewegungssinn
b240	Mit den Hör- und vestibulären Funktionen verbundene Empfindungen
b250	Funktionen des Schmeckens (Geschmackssinn)
b255	Funktionen des Riechens (Geruchssinn)
b260	Die Propriozeption betreffende Funktionen
b265	Funktionen des Tastens (Tastsinn)
b270	Sinnesfunktionen bezüglich Temperatur und anderer Reize
b2700	Temperaturempfinden
b2701	Vibrationsempfinden
b2702	Druck- und Berührungsempfinden
b2703	Wahrnehmung schädlicher Reize
b280	Schmerz

Kapitel 3 - Stimm- und Sprechfunktionen

b310	Funktionen der Stimme
b320	Artikulationsfunktionen
b330	Funktionen des Redeflusses und Sprechrhythmus
b340	Alternative stimmliche Äußerungen

Kapitel 5 - Funktionen des Verdauungs-, Stoffwechsel- und des endokrinen Systems

b510	Funktionen der Nahrungsaufnahme
b525	Defäkationsfunktionen
b5501	Aufrechterhaltung der Körpertemperatur

Kapitel 6 - Funktionen des Urogenital- und reproduktiven Systems

b620	Miktionsfunktionen

Kapitel 7 - Neuromuskuloskeletale und bewegungsbezogene Funktionen

b710	Funktionen der Gelenkbeweglichkeit
b715	Funktionen der Gelenkstabilität
b720	Funktionen der Beweglichkeit der Knochen
b730	Funktionen der Muskelkraft
b735	Funktionen des Muskeltonus
b740	Funktionen der Muskelausdauer
b750	Funktionen der motorischen Reflexe
b755	Funktionen der unwillkürlichen Bewegungsreaktionen
b760	Funktionen der Kontrolle von Willkürbewegungen
b765	Funktionen der unwillkürlichen Bewegungen
b7650	Unwillkürliche Muskelkontraktionen
b7651	Tremor
b770	Funktionen der Bewegungsmuster beim Gehen

Tab. 21 Core Set „*Demenz-Wohnungsanpassung*": Aktivitäten und Teilhabe. Eigene Darstellung nach (Deutsches Institut für Medizinische Dokumentation und Information (DIMDI) & WHO-Kooperationszentrum für das System Internationaler Klassifikationen, 2005)

Personenbezogene Faktoren

AKTIVITÄTEN UND PARTIZIPATION

Kapitel 1 - Lernen und Wissensanwendung

d110	Zuschauen
d115	Zuhören
d130	Nachmachen, nachahmen
d135	Üben
d155	Sich Fertigkeiten aneignen
d1550	Sich elementare Fertigkeiten aneignen
d1551	Sich komplexe Fertigkeiten aneignen
d160	Aufmerksamkeit fokussieren
d163	Denken
d166	Lesen
d170	Schreiben
d172	Rechnen
d175	Probleme lösen
d177	Entscheidungen treffen

Kapitel 2 - Allgemeine Aufgaben und Anforderungen

d210	Eine Einzelaufgabe übernehmen
d220	Mehrfachaufgaben übernehmen
d230	Die tägliche Routine durchführen
d240	Mit Stress und anderen psychischen Anforderungen umgehen

Kapitel 3 - Kommunikation

d310	Kommunizieren als Empfänger gesprochener Mitteilungen
d315	Kommunizieren als Empfänger non-verbaler Mitteilungen
d325	Kommunizieren als Empfänger schriftlicher Mitteilungen
d330	Sprechen
d335	Non-verbale Mitteilungen produzieren
d345	Mitteilungen schreiben
d360	Kommunikationsgeräte und -techniken benutzen

Kapitel 4 - Mobilität

d410	Eine elementare Körperposition wechseln
d4100	Sich hinlegen
d4101	Hocken
d4102	Knien
d4103	Sitzen
d4104	Stehen
d4105	Sich beugen
d4106	Seinen Körperschwerpunkt verlagern
d415	In einer Körperposition verbleiben
d420	Sich verlagern
d430	Gegenstände anheben und tragen
d440	Feinmotorischer Handgebrauch
d445	Hand- und Armgebrauch
d450	Gehen
d4500	Kurze Entfernungen gehen
d4502	Auf unterschiedlichen Oberflächen gehen
d4503	Hindernisse umgehen
d4551	Klettern/steigen
d460	Sich in verschiedenen Umgebungen fortbewegen
d4600	Sich in seiner Wohnung umherbewegen
d465	Sich unter Verwendung von Geräten/Ausrüstung fortbewegen

(Fortsetzung)

AKTIVITÄTEN UND PARTIZIPATION

Kapitel 5 - Selbstversorgung

d510	Sich waschen
d520	Seine Körperteile pflegen
d530	Die Toilette benutzen
d5300	Die Belange der Blasenentleerung regulieren
d5301	Die Belange der Darmentleerung regulieren
d540	Sich kleiden
d5400	Kleidung anziehen
d5401	Kleidung ausziehen
d5402	Schuhwerk anziehen
d5403	Schuhwerk ausziehen
d5404	Geeignete Kleidung auswählen
d550	Essen
d560	Trinken
d570	Auf seine Gesundheit achten
d5700	Für seinen physischen Komfort sorgen

Kapitel 6 - Häusliches Leben

d610	Wohnraum beschaffen
d6102	Wohnraum möblieren
d620	Waren und Dienstleistungen des täglichen Bedarfs beschaffen
d6200	Einkaufen
d6201	Die täglichen Notwendigkeiten unentgeltlich besorgen
d630	Mahlzeiten vorbereiten
d640	Hausarbeiten erledigen
d6400	Kleidung und Wäsche waschen und trocknen
d6401	Küchenbereich und -utensilien reinigen
d6402	Den Wohnbereich reinigen
d6403	Haushaltsgeräte benutzen
d6404	Die täglichen Lebensnotwendigkeiten lagern
d6405	Müll entsorgen
d650	Haushaltsgegenstände pflegen
d6501	Wohnung und Möbel instand halten
d6502	Häusliche Geräte instand halten
d6504	Hilfsmittel instand halten
d660	Anderen helfen

Kapitel 7 - Interpersonelle Interaktionen und Beziehungen

d720	Komplexe interpersonelle Interaktionen
d7202	Verhalten in Beziehungen regulieren
d7203	Sozialen Regeln gemäß interagieren
d7204	Sozialen Abstand wahren
d760	Familienbeziehungen

Tab. 22 Core Set „*Demenz-Wohnungsanpassung*": Umweltfaktoren. Eigene Darstellung nach (Deutsches Institut für Medizinische Dokumentation und Information (DIMDI) & WHO-Kooperationszentrum für das System Internationaler Klassifikationen, 2005)

Umweltbezogene Faktoren

UMWELTFAKTOREN der ICF

Kapitel 1 - Produkte und Technologien

e110	Produkte und Substanzen für den persönlichen Verbrauch
e115	Produkte und Technologien zum persönlichen Gebrauch im täglichen Leben
e1150	Allgemeine Produkte zum persönlichen Gebrauch
e1151	Hilfsprodukte und unterstützende Technologien für den persönlichen Gebrauch im täglichen Leben
e120	Produkte und Technologien zur persönlichen Mobilität drinnen und draußen und zum Transport
e1200	Allgemeine Produkte und Technologien zur persönlichen Mobilität und zum Transport drinnen und draußen
e1201	Hilfsprodukte und unterstützende Technologien zur persönlichen Mobilität drinnen und draußen und zum Transport
e125	Produkte und Technologien zur Kommunikation
e1250	Allgemeine Produkte und Technologien für die Kommunikation
e1251	Hilfsprodukte und unterstützende Technologien für die Kommunikation
e140	Produkte und Technologien für Kultur, Freizeit und Sport
e1400	Allgemeine Produkte und Technologien für Kultur, Freizeit und Sport
e1401	Hilfsprodukte und unterstützende Technologien für Kultur, Freizeit und Sport
e150	Entwurf, Konstruktion sowie Bauprodukte und Technologien von öffentlichen Gebäuden
e155	Entwurf, Konstruktion sowie Bauprodukte und Technologien von privaten Gebäuden
e1550	Entwurf, Konstruktion sowie Bauprodukte und Technologien für Zu- und Ausgänge von privaten Gebäuden
e1551	Entwurf, Konstruktion sowie Bauprodukte und Technologien für den Zugang zu Einrichtungen innerhalb von privaten Gebäuden
e1552	Entwurf, Konstruktion sowie Bauprodukte und Technologien zur Wegefindung, für Wegeführung und zur Bezeichnung von Stellen in privaten Gebäuden

Kapitel 2 - Natürliche und vom Menschen veränderte Umwelt

e225	Klima
e2250	Temperatur
e2251	Luftfeuchtigkeit
e2252	Luftdruck
e2253	Niederschlag
e240	Licht
e2400	Lichtintensität
e2401	Lichtqualität
e245	Zeitbezogene Veränderungen
e2450	Tag/Nacht-Zyklen
e250	Laute und Geräusche
e2500	Laut-/Geräuschintensität oder -stärke
e2501	Laut-/Geräuschqualität
e255	Schwingung
e260	Luftqualität
e2600	Luftqualität in Innenbereichen

UMWELTFAKTOREN der ICF (Fortsetzung)

Kapitel 3 - Unterstützung und Beziehungen

e310	Engster Familienkreis
e315	Erweiterter Familienkreis
e320	Freunde
e325	Bekannte, Seinesgleichen (Peers), Kollegen, Nachbarn und andere Gemeindemitglieder
e330	Autoritätspersonen
e335	Untergebene
e340	Persönliche Hilfs- und Pflegepersonen
e345	Fremde
e355	Fachleute der Gesundheitsberufe
e360	Andere Fachleute

Kapitel 4 - Einstellungen

e410	Individuelle Einstellungen der Mitglieder des engsten Familienkreises
e415	Individuelle Einstellungen der Mitglieder des erweiterten Familienkreises
e420	Individuelle Einstellungen von Freunden
e425	Individuelle Einstellungen von Bekannten, Seinesgleichen (Peers), Kollegen, Nachbarn und anderen Gemeindemitgliedern
e430	Individuelle Einstellungen von Autoritätspersonen
e435	Individuelle Einstellungen von Untergebenen
e440	Individuelle Einstellungen von persönlichen Hilfs- und Pflegepersonen
e445	Individuelle Einstellungen von Fremden
e450	Individuelle Einstellungen von Fachleuten der Gesundheitsberufe
e455	Individuelle Einstellungen von anderen Fachleuten
e460	Gesellschaftliche Einstellungen
e465	Gesellschaftliche Normen, Konventionen und Weltanschauungen

Kapitel 5 - Dienste, Systeme und Handlungsgrundsätze

e5150	Dienste des Architektur- und Bauwesens
e5151	Systeme des Architektur- und Bauwesens
e5152	Handlungsgrundsätze des Architektur- und Bauwesens
e525	Dienste, Systeme und Handlungsgrundsätze des Wohnungswesens
e5250	Dienste des Wohnungswesens
e5251	Systeme des Wohnungswesens
e5252	Handlungsgrundsätze des Wohnungswesens
e5300	Dienste des Versorgungswesens
e5301	Systeme des Versorgungswesens
e5302	Handlungsgrundsätze des Versorgungswesens
e570	Dienste, Systeme und Handlungsgrundsätze der sozialen Sicherheit
e575	Dienste, Systeme und Handlungsgrundsätze der allgemeinen sozialen Unterstützung
e5750	Dienste der allgemeinen sozialen Unterstützung
e5751	Systeme der allgemeinen sozialen Unterstützung
e5752	Handlungsgrundsätze der allgemeinen sozialen Unterstützung
e580	Dienste, Systeme und Handlungsgrundsätze des Gesundheitswesens
e5800	Dienste des Gesundheitswesens
e5801	Systeme des Gesundheitswesens
e5802	Handlungsgrundsätze des Gesundheitswesens
e595	Dienste, Systeme und Handlungsgrundsätze der Politik
e5950	Dienste der Politik
e5951	Systeme der Politik
e5952	Handlungsgrundsätze der Politik

Tab. 23 Core Set „*Demenz-Wohnungsanpassung*": Umweltfaktoren der Architektur. Eigene Darstellung nach (DIN Deutsches Institut für Normung e.V., 2008)

Umweltfaktoren der Architektur

DIN 276-1. Kosten im Bauwesen. Teil 1: Hochbau

Kostengruppe 300: Bauwerk - Baukonstruktionen

KG330	Außenwände
KG334	Außentüren und -fenster
KG336	Außenwandbekleidungen, innen
KG338	Sonnenschutz
KG340	Innenwände
KG344	Innentüren und -fenster
KG345	Innenwandbekleidungen
KG350	Decken
KG351	Deckenkonstruktionen
KG353	Deckenbekleidungen
KG359	Decken, sonstiges
KG360	Dächer
KG361	Dachkonstruktionen
KG362	Dachfenster, Dachöffnungen
KG364	Dachbekleidungen
KG371	Allgemeine Einbauten

Kostengruppe 400: Bauwerk - Technische Anlagen

KG410	Abwasser-, Wasser-, Gasanlagen
KG420	Wärmeversorgungsanlagen
KG430	Lufttechnische Anlagen
KG440	Starkstromanlagen
KG450	Fernmelde- und informationstechnische Anlagen
KG461	Aufzugsanlagen
KG480	Gebäudeautomation

Kostengruppe 600: Ausstattung und Kunstwerke

KG611	Allgemeine Ausstattung
KG619	Ausstattung, sonstiges

Weitere Bauteilbezogenen Faktoren

n.d.	Oberfläche

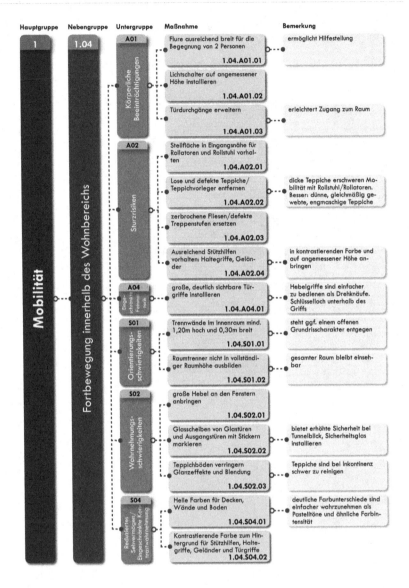

Abb. 45 Übersichtstabelle zur Nebengruppe „*Fortbewegung innerhalb des Wohnbereichs*". Eigene
Darstellung

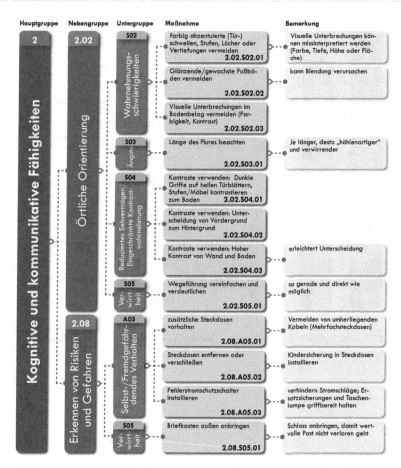

Abb. 46 Übersichtstabelle zu den Nebengruppen „*Örtliche Orientierung*" und *"Erkennen von Risiken und Gefahren"*. Eigene Darstellung

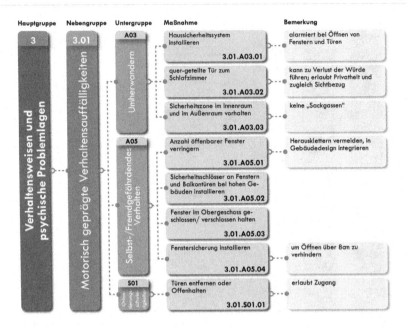

Abb. 47 Übersichtstabelle zur Nebengruppe „*Motorisch geprägte Verhaltensauffälligkeiten*". Eigene Darstellung

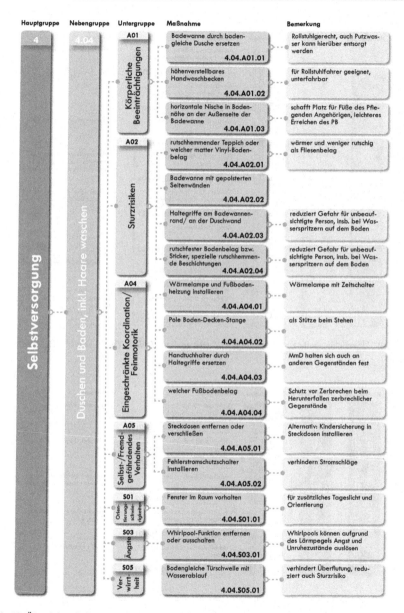

Abb. 48 Übersichtstabelle zur Nebengruppe *„Duschen und Baden"*. Eigene Darstellung

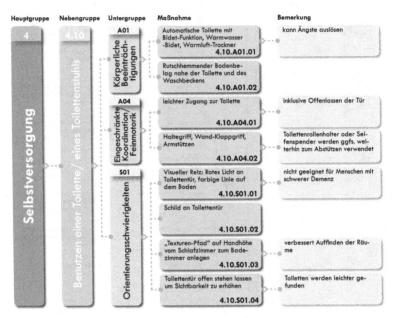

Abb. 49 Übersichtstabelle zur Nebengruppe „*Benutzen einer Toilette/Toilettenstuhl*". Eigene Darstellung

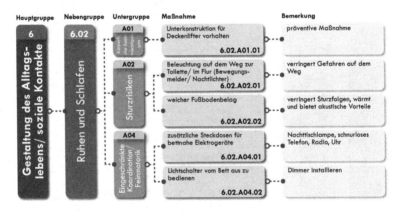

Abb. 50 Übersichtstabelle zur Nebengruppe „*Ruhen und Schlafen*". Eigene Darstellung

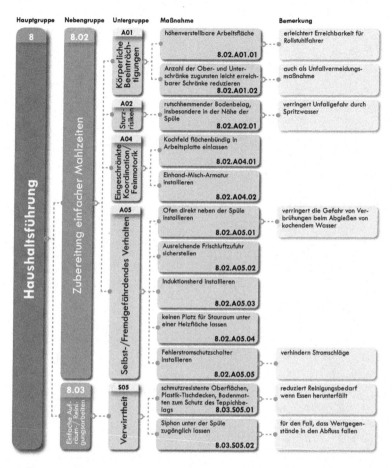

Abb. 51 Übersichtstabelle zu den Nebengruppen „*Zubereitung einfacher Mahlzeiten*" und „*Einfache Aufräum- und Reinigungsarbeiten*". Eigene Darstellung

Printed in the United States
By Bookmasters